DE

LA RÉUNION IMMÉDIATE

DES PLAIES.

Imprimerie d'HIPPOLYTE TILLIARD, rue de la Harpe, n. 88.

DE LA

RÉUNION IMMÉDIATE

DES PLAIES,

DE SES AVANTAGES

ET DE SES INCONVÉNIENTS.

Par L. J. SANSON,

CHIRURGIEN DE L'HÔTEL-DIEU DE PARIS.

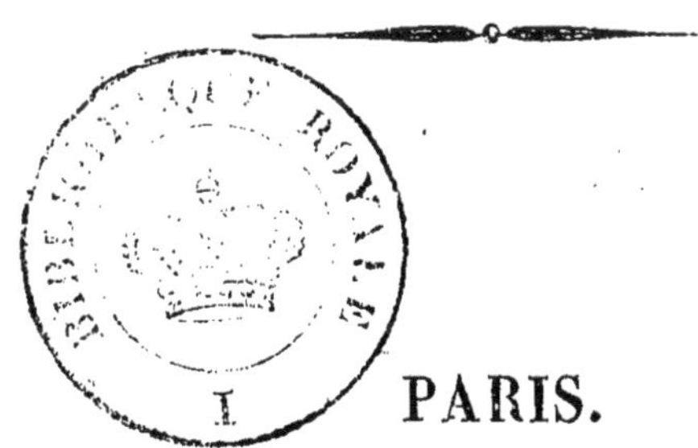

PARIS.

J. B. BAILLIÈRE, LIBRAIRE,

RUE DE L'ÉCOLE DE MÉDECINE, Nº 13 (bis.)

A LONDRES, MÊME MAISON, 219, REGENT STREET.

1834.

DE LA
RÉUNION IMMÉDIATE
DES PLAIES,
DE SES AVANTAGES
ET DE SES INCONVÉNIENTS.

On appelle réunion immédiate l'opération par laquelle le chirurgien affronte, met en contact les lèvres ou les points opposés d'une plaie pour en déterminer l'adhésion sans suppuration, ou avec le moins de suppuration possible.

Un exposé des phénomènes qui accompagnent la réunion des plaies sans suppuration comparés aux accidents des plaies qui suppurent, nous conduira mieux que tout ce que nous pourrions dire à déterminer les avantages et les inconvénients de ce mode de réunion.

ARTICLE Ier.

DES PHÉNOMÈNES DE LA RÉUNION DES PLAIES EN GÉNÉRAL.

CHAPITRE Ier.

Phénomènes locaux d'une plaie qui se réunit sans suppurer, ou par première intention.

Ces phénomènes sont sur-tout bien connus depuis

A

les travaux de J. Hunter, de Everard Home et de Thompson (1). Dans les plaies simples, c'est-à-dire à la fois exemptes de complication et composées de deux surfaces similaires, après la cessation de l'écoulement du sang, la surface de la solution de continuité laisse exsuder une certaine quantité de sérosité sanguinolente, dont la production cesse également bientôt. Les lèvres, ou pour mieux dire les surfaces opposées de la solution de continuité, se gonflent légèrement par suite de l'afflux du sang dans leur tissu. Déjà irritées par l'effet de la blessure, elles deviennent plus douloureuses, en un mot elles s'enflamment, mais modérément, et de telle sorte que l'inflammation reste dans les limites nécessaires à la sécrétion d'une substance particulière, qui n'est plus ni le sang, ni la sérosité sanguinolente, mais se présente sous l'apparence d'une matière demi-liquide, concrescible, rougeâtre, et semblable pour l'aspect à la gelée de groseille quel que soit le tissu qui la fournisse (*suc nourricier, suc radical, lymphe coagulable* des anciens, *lymphe plastique* de Hunter, *lymphe organisable* de Thompson), destinée à jouer un rôle des plus importants dans l'adhésion réciproque des points opposés de la solution de continuité; elle s'organise en effet en une couche, épaisse, là où les surfaces présentent

---

(1) Lectures on Inflammation, Édimb. 1802.

des vides, mince, là où elles offrent des saillies, adhérente par ses deux faces, et servant à la fois d'intermédiaire et de moyen d'union aux lèvres de la plaie.

Fournie, suivant les uns, par les vaisseaux divisés eux-mêmes; suivant J. Hunter par les capillaires modifiés par ce degré d'inflammation qu'il nomme adhésive; suivant M. le professeur Cruveilhier, par le tissu cellulaire séreux, élément essentiellement réparateur qui forme le canevas de tous nos organes. Cette matière, qui n'est point de l'albumine, car elle n'est coagulée ni par la chaleur, ni par l'alcool, qui n'est point non plus de la gélatine, car le tannin n'a point d'action sur elle, mais qui est essentiellement fibrineuse, apparaît en général assez promptement. Thompson, dans des expériences sur des animaux vivants, l'a vu former au bout de quatre heures une couche déjà apparente à la surface des plaies. Elle s'organise aussi très vite, et acquiert rapidement de la solidité : après vingt-quatre heures, elle est blanche et aréolaire ; après quarante-huit heures, et quelquefois plus tôt, le sang la pénètre et coule de toutes parts quand on la rompt par une traction suffisante. Sa vascularité augmente le troisième, le quatrième jour et les jours suivants ; elle devient aussi plus solide, et après le cinquième, sixième ou septième, son organisation est tellement complète que, pour la déchirer, il faudrait employer un effort aussi considérable que celui qui serait nécessaire pour surmonter la résistance des parties saines. M. Cruveilhier semble même douter si, en cas de rupture, la déchirure ne porterait pas plutôt sur les parties voisines que sur la cicatrice elle-même, ainsi que cela a souvent lieu pour le cal définitif, qui offre en général une résistance supérieure à celle du reste de l'os.

Lorsque l'application des points opposés de la plaie a été exacte, la cicatrice est linéaire et présente une couleur plus blanche et une consistance plus ferme que les téguments. Si on l'examine sous le rapport de sa structure, on voit que la matière concrescible s'est convertie en un tissu fibro-celluleux, dont la nature est sur-tout apparente quand le contact n'a pas été tout-à-fait immédiat, ou quand il a cédé à des tractions exercées, sur lui, ainsi que cela se voit dans les cicatrices des muscles, des tendons divisés, etc. ; elle est traversée par des vaisseaux qui rétablissent la continuité entre ceux qui appartiennent à un côté de la plaie et ceux du côté opposé. Ce fait est démontré par les expériences directes plus peut-être que par les injections anatomiques auxquelles le tissu des cicatrices est assez réfractaire.

On sent qu'il est hors de mon sujet d'examiner si ces vaisseaux sont ou non de nouvelle formation, ainsi que tendent à le démontrer les travaux de Wolf, de Hunter, et surtout ceux de Kaltenbrenner, ou s'il y a simplement inosculation entre les orifices divisés. On sent aussi que je ne dois pas davantage m'occuper de la question de savoir s'il y a ou non formation de nerfs, ou si les bouts divisés se réunissent: ce qu'il y a de certain, c'est qu'après la réunion, la sensibilité se rétablit des deux côtés de la division même dans des parties qui ont été entièrement séparées du reste du corps. (1)

Les phénomènes qui viennent d'être indiqués sont ceux qui se passent dans une plaie sans perte de substance et dont les deux côtés sont parfaitement similaires, de telle sorte que leur rapprochement a pour effet de mettre en contact immédiat ces parties auparavant continues.

Quand les plaies sont formées de parties dissemblables, elles peuvent sans doute encore se réunir sans suppurer, mais on conçoit que cela doit être plus difficile. Qu'on se représente, par exemple, une plaie avec perte de substance de quelque profondeur et dont les bords sont assez mobiles pourqu'il soit possible de les affronter ; il est évident que les parties qui se mettront en contact ne seront plus exactement de même nature. Or, que l'inflammation adhésive ait sa source dans le parenchyme des organes, que la matière organisable soit fournie par les vaisseaux divisés, par les capillaires qu'un certain dégré d'inflammation a modifiés, ou par le tissu cellulaire séreux subtéminaire, il en résultera toujours que les différents tissus n'étant pas tous également

____

(1) Balfour. The London and Paris. Observ. 31 août 1828.

irritables, également vasculaires, ou également celluleux, les phénomènes de l'inflammation adhésive
seront plutôt développés dans un point que dans un
autre; et, sous ce rapport, il est facile d'établir une
sorte d'échelle au sommet de laquelle se trouveraient
la peau, le tissu cellulaire, puis les muscles, les nerfs
et les vaisseaux, tandis qu'aux dégrés les plus inférieurs se trouveraient les tissus fibreux, osseux et
cartilagineux. Quoi qu'il en soit, si deux points, dont
l'un offre les conditions nécessaires au prompt développement des phénomènes de l'adhésion, et l'autre
se trouve dans des conditions opposées, sont mis en
contact, l'inflammation pourra bien se passer dans
le premier avant qu'elle ne soit développée dans
l'autre, et la réunion sera très difficile ou n'aura pas
lieu : si la composition de la plaie est telle que quelques parties similaires, ou à peu près, se rencontrent,
la réunion se fera particulièrement entre ces parties;
et si la plaie est très complexe sous le rapport du
nombre et de la variété des tissus qui la composent,
la réunion partielle dont nous parlons pourra bien
ne se faire qu'à son entrée, entre les points opposés
des téguments, qui laisseront derrière eux un vide dans
lequel se déposeront des liquides de diverse nature.
Dans tous ces cas, les phénomènes locaux participe-
ront nécessairement de ceux des plaies qui se réunissent sans suppurer et de ceux des plaies qui suppurent; d'un côté, la guérison sera plus longue que
quand il n'y a pas de suppuration; et d'un autre côté,

a suppuration et les accidents qu'elle entraîne , et que nous ferons connaître, se prolongeront moins que dans les plaies suppurantes ordinaires : et, suivant les circonstances, les phénomènes appartenants à l'un ou l'autre de ces modes de réunion prédomineront . Ainsi il n'y aura quelquefois qu'une menace de suppuration plutôt qu'une suppuration véritable , et la guérison n'en sera que très peu retardée ; dans d'autres cas, quelques points de la plaie suppureront pendant un temps plus ou moins long ; enfin , chez quelques sujets l'entrée de la plaie se fermant seule, il se formera une collection de sang ou de pus qui pourra avoir tous les inconvénients et tous les dangers de ce genre de lésions.

. Nous ne saurions trop répéter cependant, que la réunion par première intention peut s'opérer dans les plaies les plus composées, pourvu qu'on puisse tenir en contact leurs parties opposées. Mais il est évident que les chances de réussite s'éloigneront à mesure que plus de tissus différents entreront dans leur composition, et sous ce rapport les plaies résultant des amputations sont , de toutes , celles qui offrent les chances les moins favorables.

CHAPITRE II.

Phénomènes généraux des plaies qui se réunissent sans suppurer.

Les phénomènes généraux des maladies étant subordonnés aux phénomènes locaux, il en résulte que le plus ordinairement ceux qui accompagnent la réunion des plaies sans suppuration sont peu prononcés. On conçoit pourtant que l'étendue de la solution de continuité, et l'irritabilité particulière du sujet, devront en faire varier l'intensité; et c'est ce qui arrive en effet. Quand la plaie a de grandes dimensions, sans cesser d'être simple, l'afflux inflammatoire, bien que faible dans chaque point examiné en particulier, est cependant considérable en dernier résultat, à cause de son étendue; et dès lors, il s'accompagne presque nécessairement de symptômes généraux, tels que l'agitation, la chaleur de la peau, l'accélération du pouls, etc. Mais si le blessé est sain d'ailleurs, ces symptômes, développés en même temps que l'inflammation, ne durent qu'autant qu'elle, c'est-à-dire 24 ou 48 heures à peu près.

Chez les individus très irritables, les symptômes généraux sont nécessairement plus marqués et se prolongent pendant plus long-temps; ils peuvent même précéder le développement de l'inflammation, c'est-à dire apparaître immédiatement après la blessure ou l'opération. Ils sont en rapport avec la douleur ou l'émotion qu'à éprouvée le sujet, et ils prennent d'abord plus spécialement le caractère nerveux, pour devenir fébriles sans cesser tout-à-fait d'être nerveux, quand l'inflammation se développe, il n'est pas rare alors de les voir se prolonger après que la réunion de la plaie est opérée.

N'omettons pas de dire que dans ces cas, et lorsque d'ailleurs le blessé est mal disposé, les accidents locaux et généraux peuvent changer de caractère et compromettre même la vie du sujet; mais alors, le plus communément au moins, la réunion sans suppuration n'a pas lieu, et le cas rentre dans ceux dont il sera parlé à l'occasion des phénomènes qui accompagnent les plaies qui suppurent.

CHAPITRE III.

Conditions favorables à la réunion par première intention.

Pour que la réunion sans suppuration puisse s'opérer facilement entre les lèvres d'une plaie, il est important qu'elles présentent certaines conditions dont l'absence la rend ou tout-à-fait impossible ou extrêmement difficile. Ces conditions sont :

1° Que la vie existe dans les deux surfaces que l'on applique l'une à l'autre, et que la circulation s'y exécute librement, afin que l'une et l'autre puisse en quelque sorte fournir son contingent de vitalité, dans l'œuvre commune de la réunion.

Il y a peu de temps encore que l'on était porté à regarder cette condition comme tout-à-fait indispensable, et à révoquer en doute les faits rapportés par quelques auteurs de réunions opérées entre des parties tout-à-fait détachées, et la surface dont elles avaient été séparées. Cependant ces faits aujourd'hui se sont tellement multipliés, ils ont eu tant de témoins, et ont été observés dans des circonstances et à des époques si différentes, que bien que l'imagination reste confondue devant eux, force est bien de les enregistrer dans le domaine de la science.

Rappelerai-je ici ces observations de nez coupés, et réappliqués avec succès, que Fioravanti, Molinelli, Garengeot, Dionis, etc., nous ont fait connaître, ainsi que le singulier moyen dont le premier s'est, dit-on, servi pour nettoyer le bout détaché qu'il a remis en place ; les deux oreilles rattachées par M. Mackau, les bouts de doigts rajustés par M. Balfour, d'Édimbourg (1), par M. Barthélemy (2), par M. Piedagnel, (3) et beaucoup d'autres.

Ces faits, ainsi que nous venons de le dire, bien qu'extraordinaires et à peu près inexplicables, doivent être admis ; mais ils n'en constituent pas moins des exceptions rares. Et quoique les expériences si connues de Duhamel, qui insérait avec succès sur la tête d'un coq, l'ergot détaché de la patte de l'animal, quoique celles de Baronio (4) qui enlevait à des animaux des lambeaux de téguments qu'il réappliquait

(1) *The London and Paris observ*. 31 août 1828.
(2) Lancette française.
(3) 36e bulletin de la société anatomique.
(4) Degli innesti animali, 1804.

à d'autres points de la surface du corps , soient
propres à prouver qu'une partie complétement détachée peut reprendre vie ; cependant comme ces
dernières expériences répétées en France par M. Go-
hier , professeur à l'école vétérinaire de Lyon , n'ont
point réussi ; comme d'autres expériences directes ,
tentées par Percy et par M. Richerand , sur des
chiens auxquels le nez coupé a été réappliqué avec
soin, ont également échoué ; comme enfin, dans des
cas analogues à ceux rapportés plus haut , le nez
séparé par un coup de sabre et réappliqué par Percy,
s'est flétri et mortifié sans se réunir aux parties vivantes , il en résulte que la condition de jouir de
leur vitalité , et d'être parcourus par le sang est
pour les tissus que l'on veut réunir , sinon indispensable, au moins , ainsi que nous l'avons dit d'a-
bord , de la plus haute importance. L'expérience
journalière prouve de reste que les tissus qui jouis-
sent pleinement de ces deux conditions sont ceux
entre lesquels la réunion s'opère le plus sûrement
et le plus vite.

Sous ce rapport, le tissu des membranes séreuses est, de tous ceux du corps, celui où l'inflammation adhésive se développe le plus facilement; mais c'est sur-tout à leur surface, et leur
épaisseur est si peu considérable, que quand elles
sont comprises dans une plaie , il est difficile de distinguer les phénomènes dont les bords de leur division sont le siége.

Il n'en est pas de même de la peau, qui jouit aussi à un très haut degré de la faculté de devenir facilement le siège de l'inflammation adhésive. Éminemment vasculeuse, elle offre cette propriété dans toute son étendue ; cependant la face, et sur-tout les téguments du crâne, sont sous ce rapport les plus privilégiés ; aussi la réunion sans suppuration se fait-elle plus souvent remarquer dans ces régions que par-tout ailleurs, lors même que le lambeau réappliqué ne tient au reste que par un pédicule étroit : c'est en grande partie sur cette condition anatomique qu'est fondée la possibilité du succès dans la méthode de rhinoplastique la plus usitée de nos jours.

Les muscles, quoique pénétrés par une grande quantité de sang, sont moins disposés que la peau à se réunir sans suppuration ; mais cela tient moins peut-être à leur organisation qu'à la tendance qu'ils ont à se retirer de manière à éluder le contact dans lequel on cherche à maintenir leurs surfaces divisées.

Les parties où abonde le tissu fibreux sont moins bien disposées pour la réunion immédiate que la peau et les muscles, soit à cause de leur peu de vascularité qui entraîne leur peu de vitalité, soit à cause des gaînes séreuses qui entourent les tendons, et dans lesquelles le mouvement inflammatoire dépasse facilement le degré de l'inflammation adhésive pour arriver à celui où la suppuration est iné-

vitable ; c'est à cette disposition , remarquable sur-
tout à la partie inférieure de l'avant-bras , que l'on
doit attribuer les accidents inflammatoires , les abcès
étendus dans les interstices des tendons , que l'on a
souvent observés à la suite de l'amputation du poignet dans l'article. Dans un cas rapporté par M. le
professeur Cloquet, on a été obligé d'ouvrir un grand
nombre de ces abcès. C'est cette considération
qui a engagé J.-L. Petit et M. le baron Larrey à
pratiquer l'amputation près de la partie supérieure
du membre, même dans les cas où la partie inférieure est seule affectée. Je pense pourtant qu'à
l'aide d'un traitement préventif bien dirigé, il est
possible de prévenir ces accidents. Pénétré de l'a-
vantage incontestable de lui conserver le plus de
longueur possible, j'ai toujours amputé à la partie
inférieure du membre, et je n'ai jamais observé
les accidents dont il s'agit, même lorsque j'ai pratiqué l'amputation dans l'article du poignet, c'est-
à-dire, là où les gaînes tendineuses et les bourses synoviales sont le mieux dessinées.

2° Il faut encore que les plaies soient récentes ;
moins elles sont restées exposées à l'air, plus elles
sont aptes à guérir sans suppurer. Les chances d'obtenir ce mode de guérison s'éloignent à mesure
qu'elles s'enflamment et que les granulations des
bourgeons celluleux et vasculeux commencent à se
développer à leur surface.

3° Il importe encore que la plaie soit exempte de

contusion; de toutes les solutions de continuité, celles qui sont produites par un instrument tranchant bien acéré sont en effet les mieux disposées à se réunir immédiatement; la meurtrissure de leurs bords ou de leurs surfaces apporte toujours avec elle une irritation plus ou moins vive qui fait facilement arriver l'inflammation au degré dont la suppuration est la conséquence. Souvent la contusion est telle qu'elle altère profondément, ou détruit l'organisation des tissus qui composent la surface de la plaie; dans le premier cas, ces tissus se mortifient au moment où l'inflammation s'y développe; dans le second la vie y est détruite au moment même de l'action de la cause vulnérante : dans les deux circonstances une inflammation éliminatoire, ayant pour but de séparer les parties mortes des parties vivantes, est inévitable, ainsi qu'une suppuration plus ou moins longue. Cependant l'action d'un corps contondant, même doué d'une grande puissance, ne produit pas toujours une contusion des parties molles tellement violente qu'elles ne puissent se réunir sans suppurer; nous avons plusieurs fois vu guérir, par première intention, des plaies contuses, mais égales et nettes du cuir chevelu. Il y a plus, on voit quelques plaies d'armes à feu guérir de cette manière. Les grains de plomb de chasse ne font assez souvent qu'un trou dont les bords se gonflent et se réunissent sans suppurer. Parmi les blessés que j'ai traités en 1830, s'est trouvé un jeune homme qui avait la cuisse traversée dans sa partie moyenne et près de son centre par une balle; chez il lui n'y eut pas d'élimination sensible d'escharres, le trajet de la plaie, qui avait plusieurs pouces de longueur, s'est réuni par première intention, les deux orifices seuls ont suppuré, et la guérison a été complète au bout de quelques jours. Ce fait avait déjà été signalé par Hunter, M. Larrey en a observé de semblables.

4° La présence des corps étrangers dans la plaie, qu'ils soient vénéneux ou non, est un obstacle à la réunion immédiate, soit parce que ces corps s'opposent mécaniquement au contact, soit parce qu'ils irritent les tissus et portent l'inflammation au-delà du degré propre à l'adhésion; c'est ainsi qu'après un grand nombre d'opérations chirurgicales, on ne peut tenter de réunir complètement la plaie, parce que la présence des fils, lors même que l'on a eu la précaution d'en couper l'un des chefs, s'oppose à un contact immédiat et complet entre les parties opposées de la solution de continuité.

En vain quelques chirurgiens ont-ils conseillé de composer les ligatures de substances animales afin de les enfermer dans la plaie après en avoir coupé les deux bouts près du nœud. L'expérience a prouvé que dans la plupart des cas, sinon toujours, le lien laissé dans la plaie a bien permis à la vérité, aux parties superficielles, c'est-à-dire aux téguments, de se réunir, mais il s'est opposé à la réunion du fond, et agis-

sant comme corps étranger il a provoqué la formation d'un abcès avec la matière duquel il a été re-
jeté au-dehors; et d'ailleurs, il ne faut pas perdre
de vue qu'après l'application d'une ligature sur l'extrémité béante d'un vaisseau ouvert, cette extrémité
elle-même cesse de vivre et devient corps étranger,
qui concourt avec le fil à produire l'accident dont
nous venons de parler.

La torsion des artères présente sans aucun doute
l'avantage d'éviter cet inconvénient grave, en sus-
pendant le cours du sang sans imposer l'obligation
de laisser au milieu des parties le moyen hémostatique. Mais cette méthode, bien qu'appelée peut-
être à des destinées brillantes, n'est pas encore suffisamment appréciée. A côté des succès incontestables
qu'elle a obtenus, on cite des revers, des retours
d'hémorragie, des inflammations qui ont fusé le
long des vaisseaux; il faut donc attendre, tout en
formant des vœux pour sa réussite, que des faits assez
nombreux nous aient mis à même d'en juger défini-
tivement la valeur.

La présence du sang entre les lèvres de la plaie
est-il un obstacle à la réunion? Si on en croit Hunter,
le sang étant un liquide doué de la vie n'irrite pas
les tissus : les parties les plus liquides en sont absorbées
et il est bientôt réduit à sa partie fibrineuse, à la
lymphe coagulable qui sert de base à la cicatrice.
Mais Thompson ne partage pas cette opinion. Selon
lui, si une couche mince de sang interposée aux lèvres

de la plaie n'empêche pas leur réunion, c'est qu'elle est absorbée ; le travail adhésif ne commence qu'après que cette opération préliminaire est terminée; d'où résulte le précepte important , adopté , du reste, par la plupart des praticiens , de lier jusqu'aux plus petits vaisseaux capables de fournir du sang , et d'absterger soigneusement la surface de la plaie avant de procéder au rapprochement.

5° Les conditions d'âge ne sont pas à beaucoup près indifférentes pour décider de la facilité avec laquelle les plaies se réuniront par première intention. On sait que chez les enfants, elle est très facile et très rapide : en pourrait-il être autrement à cet âge où la vascularité des tissus est si prononcée ? Toutefois cet avantage est compensé par un inconvénient grave. En même temps qu'ils sont plus vasculaires , les tissus sont beaucoup plus faciles à déchirer; ils cèdent quelquefois à la traction opérée par le fil ou par tout autre moyen de rapprochement, quand on emploie la suture pour l'opérer.

Cette circonstance a long-temps divisé et divise encore les praticiens sur la question de l'époque la plus convenable pour opérer les enfants du-bec-de lièvre. Les uns , considérant que plus l'enfant est jeune plus la réunion est facile ont conclu avec Ledran , Bell , Muys , etc., qu'il fallait opérer aussitôt après la naissance ou dans l'intervalle des six premiers mois qui la suivent ; d'autres, avec Garengeot et Dionis , pensant qu'il est nécessaire que l'enfant ait atteint au moins sa quatrième année, époque à laquelle les tissus, sans être moins vasculaires et moins disposés à la réunion, sont cependant plus résistants et risquent moins de se couper, d'autres pensent que l'âge de deux à trois ans est le plus favorable ; d'autres enfin croient, avec M. Dupuytren, qu'on peut opérer à trois mois, parce qu'alors l'enfant a évité les premières chances de mortalité ; que le tissu des lèvres a acquis assez de consistance pour résister à l'action des aiguilles, et que l'enfant n'a pas encore acquis le degré d'intelligence qui, plus tard, insuffisant pour lui faire comprendre l'utilité de l'opération, est cependant assez développé pour lui faire repousser l'idée de la douleur et l'engager à faire, pour s'y soustraire, des efforts qui apportent un grand obstacle à l'accomplissement de l'opération. Quoi qu'il en soit, il est prouvé que plus les sujets sont jeunes, et plus chez eux la réunion s'opère avec promptitude et facilité. Ainsi une solution de continuité, simple comme celle qui résulte du bec-de-lièvre, est réunie en trois jours. Boyer, a vu guérir dans le même espace de temps, sur un enfant de huit mois, la plaie résultant de l'amputation d'un doigt surnuméraireil faut cinq à six jours pour obtenir chez un adulte un pareil résultat.

Chez les vieillards où tous les mouvements organiques sont languissants, la réunion immédiate que l'on obtient encore assez facilement aux plaies de la face, au cuir chevelu, en un mot dans les parties très vasculaires, est beaucoup plus difficile lorsqu'il s'agit d'une plaie des extrémités.

6° L'état de la santé générale du sujet, lorsqu'il est mauvais, n'a pas toujours, sur la promptitude de la guérison et sur la facilité avec laquelle s'opère la réunion sans suppuration des plaies, toute l'influence que l'on serait tenté de lui attribuer.

Chez les soldats, si souvent affectés de syphilis, les plaies des amputations se réunissent souvent avec autant de facilité que chez les individus sains d'ailleurs.

Tous les jours on voit guérir par adhésion immédiate, des plaies résultant d'ablation de cancers qui ne tardent pas à être remplacés par des cancers dans d'autres parties du corps, c'est-à-dire à fournir la preuve que l'affection est devenue constitutionnelle.

M. Massabiau (1) rapporte l'observation d'un malade atteint de scorbut, et chez lequel, chose remarquable, la plaie résultant d'une amputation de la jambe fut suivie d'une réunion rapide.

Les observations de réunion par première intention des plaies d'amputation faites pour des caries scropfuleuses sur des sujets portant d'ailleurs tous les stygmates de la diathèse strumeuse, sont tellement communes, qu'il n'est ici besoin que de les rappeler. Toutefois, ces diverses circonstances ne

____

(1) Cité par Serre.

sauraient être regardées comme favorables : car l'expérience a prouvé qu'assez souvent la plaie revêt les caractères propres à l'affection générale. Dans un des cas de rhinoplastique pratiquée par Delpech, sur un sujet vérolé, il a vu le trajet des fils prendre l'aspect des ulcères syphilitiques.

Une faiblesse considérable n'est pas toujours un obstacle à la réunion des plaies sans suppuration ; mais il y a une distinction de la plus haute importance à établir : dans un bon nombre de cas, la faiblesse est acquise, elle est déterminée et entretenue par l'affection locale ; alors, quand il s'agit de pratiquer une opération chirurgicale, quel que soit pour ainsi dire l'état d'épuisement du malade, tant que celui-ci conserve la force nécessaire pour supporter l'opération, on peut la faire sans crainte ; la cause enlevée, l'effet cesse, et la guérison de la plaie sans suppuration est presque certaine.

Mais lorsque la faiblesse est originelle ; quand le malade a été toute sa vie languissant, cacochyme ; quand l'affection pour laquelle il faudrait pratiquer une opération grave, dont le succès n'est assuré qu'autant que la plaie se guérira par première intention, ou tout au moins en suppurant très peu, est le résultat et pour ainsi dire le dernier terme de cet état général ; quand sur-tout la faiblesse est accrue ou déterminée par une affection organique, comme la présence de tubercules dans les principaux viscères, etc., dans tous ces cas, il faut s'abstenir d'opérer, car l'opération ne ferait qu'avancer la perte du sujet.

On sent qu'il faut quelque habitude pour distinguer ces cas l'un de l'autre. Je suis heureux de pouvoir fournir ici un exemple récent où cette distinction a été faite au grand avantage du malade.

Observation.

Dans le courant de février entra dans mon service le nommé Bonet, âgé de 32 ans, récemment sorti de la prison de Poissy, pour être traité d'une tumeur blanche ulcérée qu'il portait au poignet gauche. Cet homme, arrivé au dernier état d'épuisement et de marasme, offrant au plus haut degré tous les symptômes rationnels de la phthisie avancée, fièvre hectique, dévoiement colliquatif, sueurs nocturnes, etc., nous rapporta qu'il avait joui jusqu'à l'âge de 28 à 29 ans d'une bonne santé, n'ayant jamais éprouvé que les indispositions communes à tout le monde ; il assurait n'avoir jamais craché de sang, jamais eu de ganglions lymphatiques engorgés ; aucune cicatrice scrofuleuse, siégeant au cou ou dans d'autres régions du corps, ne démentait son assertion. Sa santé avait reçu les premières atteintes à une époque peu reculée, où, par suite de manque d'ouvrage, il était tombé dans la misère et les privations qui en sont la conséquence. Entré en prison, sa constitution continua rapidement de s'altérer sous l'influence du chagrin, d'une habitation insalubre et d'une alimentation insuffisante ; il ressentit des douleurs rhumatismales qui, après avoir parcouru diverses articulations, se fixèrent sur le poignet gauche. Cette articulation s'engorgea, devint le siége de douleurs vives, et l'affection prit bientôt les caractères de tumeur blanche. Deux abcès qui se convertirent en fistules. s'ouvrirent, trois mois après le début de la maladie, à la partie inférieure du poignet vers la face palmaire. J'examinai avec soin la poitrine du malade : la percussion me donna un son clair dans toute l'étendue de cette cavité; l'oreille appliquée sur les parois entendait le bruit respiratoire sans mélange d'aucun bruit anorma l, moins clair toutefois que chez un individu du même âge respirant largement; la toux était rare et sèche, les crachats étaient muqueux, mêlés d'air. L'indication fournie par la maladie articulaire était évidente et précise, c'était l'amputation. Mais j'avais à me demander si elle n'était point contre - indiquée par l'état général. Réfléchissant aux circonstances précitées, m'appuyant d'ailleurs sur l'expérience de cas analogues, je pensai que la réaction de l'affection locale sur les organes internes jouait un rôle important dans la production et l'entretien des accidents généraux, et que, dans ce cas, loin que ceux-ci fussent un obstacle à l'opération, ils fournis-saient une seconde indication pour l a tenter. Après quelques jours de repos et de médication vainement employés pour améliorer la position du malade, je procédai à l'amputation ; elle fut pratiquée à la réunion du tiers inférieur de l'avant-bras avec les deux tiers supérieurs : trois ligatures furent appliquées ; j'avais ménagé une quantité de peau suffisante pour assurer la réunion des lèvres de la plaie ; celle-ci fut rapprochée exactement et maintenue en contact dans les points opposés, à l'aide de trois bandelettes agglutinatives, les fils des ligatures passant par les deux angles de la solution de continuité ; du linge fenêtré enduit de cérat, un plumasseau de charpie, des compresses longuettes complétèrent le pansement. Les deux premiers jours la douleur fut très modérée, sans accélération sensible du pouls. Le troisième jour un léger mouvement fébrile se déclara et dura 24 heures : le dévoiement colliquatif et la toux disparurent depuis le moment de l'opération ; les accidents généraux, loin d'augmenter, s'amendèrent rapidement. Le sixième jour, Bonet accusait un bien-être général. Le premier appareil fut levé, et on trouva les bords de la plaie parfaitement réunis au moyen d'une cicatrice linéaire d'un rouge vif ; la plaie adhérente aux muscles se joignait sans vide entre elle et ces organes ; deux petites ouvertures rougeâtres correspondant à l'angle supérieur et inférieur de la plaie, indiquaient le trajet des fils ; quelques gouttes de pus tachaient le linge cératé dans les points qui avaient eu rapport avec ces ouvertures. Dès ce moment la santé du malade continua de s'améliorer, ses forces et son embonpoint revinrent avec une rapidité surprenante, en même temps que les accidents s'amendèrent graduellement pour disparaître complétement ; les ligatures tombèrent du 11e au 13e jour ; la cicatrisation était achevée le 21e jour.

Enfin il est quelques sujets qui présentent cette disposition particulière, que chez eux la moindre solution de continuité provoque une suppuration ; rien ne s'oppose plus directement à la réunion des plaies par première intention. Souvent cette disposition paraît tenir au mauvais état des premières voies : la langue est saburrale, l'appétit nul, la peau chaude, terne, et couverte de furoncles et d'autres affections éruptives ; mais il est quelquefois impossible de déterminer la cause de cette singulière disposition. De même on ne peut la reconnaître avant d'en observer les effets.

Est-il besoin de dire que toutes les maladies fébriles graves suspendent dans les plaies les mouvements organiques et s'opposent à la réunion ?

7° Les conditions du climat et de la saison sont aussi, on ne saurait le nier, de la plus haute importance dans la question qui nous occupe. Tout le monde connaît les faits remarquables de guérisons rapides obtenues par M. Larrey dans la mémorable campagne d'Égypte ; on connaît aussi les succès que Clot Bey, le digne représentant de la chirurgie française dans ce pays, continue d'obtenir sous l'influence bienfaisante de ce climat.

8º Une dernière condition des plus importantes est que, pendant tout le temps nécessaire à l'organisation de la lymphe coagulable, les surfaces de la plaie soient maintenues dans un contact immédiat; le moindre intervalle, le moindre hiatus laissé entre les parties, fait échouer, au moins partiellement, la réunion; et le liquide s'épanchant dans les vides résultant de cet écartement, bientôt il se forme un abcès, qui, selon que la matière s'écoule librement au dehors ou est retenue, ne fait que retarder la guérison, ou produit avec la rupture de la cicatrice les accidents qui résultent ordinairement de la présence d'un foyer dans l'épaisseur des parties.

La chirurgie possède plusieurs moyens qui favorisent la réunion des plaies par première intention ; ce sont :

La situation : elle ne peut être utile que quand les mouvements de la partie ont pour effet de rapprocher ou d'éloigner les lèvres de la plaie ; elle n'a par conséquent point d'application dans les cas de plaies du cuir chevelu, des oreilles, du nez ; partout ailleurs c'est un moyen très efficace, favorisant dans tous les cas l'action des autres et qui suffit quelquefois seul. C'est ainsi qu'après la taille périnéale, on se borne à rapprocher les cuisses pour affronter les lèvres de l'incision. Du reste, la position varie comme la direction de la plaie. Ainsi quand celle-ci est transversale il faut que la position soit telle que

la partie soit mise dans le relâchement ; c'est ce
qu'on opère, par exemple, en fléchissant la tête sur
la poitrine, en étendant la jambe sur la cuisse, ou
l'avant-bras sur le bras, dans certaines plaies transversales de la partie antérieure du col, de la cuisse,
ou de la partie postérieure du bras. Ainsi encore
quand la plaie est longitudinale, la position doit être
telle que les angles de la solution de continuité
soient légèrement tiraillés et ses bords tendus.

Les agglutinatifs : moyen fort employé aujour=
d'hui, soit seul, soit comme auxiliaire ; qui n'agit
que sur les téguments et ne peut par conséquent
être de quelque utilité que dans les cas de plaies superficielles intéressant la peau et les parties qui y sont
adhérentes ; il devient nuisible au contraire dans les
plaies où les muscles sont intéressés, parce qu'il n'en
réunit que l'entrée et laisse subsister un hiatus dans
le fond. On en fait pourtant usage après les grandes
opérations ; mais alors la forme de la plaie et le reste
du pansement corrigent en partie au moins l'inconvénient dont nous parlons.

Les agglutinatifs formés de substances gommeuses
ne conviennent que quand il s'agit d'opérer le rapprochement des plaies qui ne fournissent aucune
humidité, car ils se détrempent et se relâchent dès
qu'ils sont en contact avec un liquide. Dans la plupart des cas, on emploie les agglutinatifs composés
de substances résineuses, qui résistent à l'action de
l'humidité ; mais ils ont l'inconvénient de produire

de temps à autre une inflammation érysipélateuse qui fait manquer la réunion. On leur donne ordinairement la forme de bandelettes ; celles-ci sont bien appliquées quand elles agissent perpendiculairement au sens suivant lequel les points des lèvres de la plaie qu'elles sont destinées à maintenir en contact, tendent à s'écarter, quand elles laissent entre elles un intervalle suffisant pour le passage les liquides qui peuvent suinter de la surface traumatique, quand elles maintiennent seulement en contact les lèvres de celle-ci sans les presser l'une contre l'autre, parce que le gonflement développé par l'inflammation adhésive rendrait la pression mutuelle des bords trop forte. Elles doivent-être rejetées toutes les fois qu'il faut un grand effort pour rapprocher les bords de la solution de continuité, sur-tout quand il s'agit de les rapprocher sur une saillie, car alors leur partie moyenne produit une compression telle que la gangrène en est souvent la suite.

Les bandages : Il y en a de deux sortes les uns qui maintiennent la partie dans une situation favorable au rapprochement et qui sont fort utiles ; les autres qui agissent seulement sur les lèvres de la solution de continuité et qui sont moins efficaces parce que leur action principale s'exerce sur les téguments et présente l'inconvénient des agglutinatifs.

La suture : opération qui consiste à traverser les lèvres d'une plaie avec des fils, ou à y laisser séjourner des aiguilles autour de l'extrémité desquelles on enlace un fil, pour en maintenir les bords en contact. Ce moyen fort préconisé jadis, presque abandonné depuis les attaques de Pibrac, a été de nouveau vanté dans ces derniers temps par Delpech et ses disciples. Quoi qu'il en soit, on a toujours employé la suture dans certains cas où la contraction des muscles rendait insuffisante l'action des autres moyens; dans ceux où la conformation des parties ne permet pas l'emploi de ces derniers; dans ceux où les parties à réunir sont le siége de mouvements qu'aucun autre agent ne peut empêcher. Ainsi, on applique la suture dans certaines plaies à lambeaux du cuir chevelu, lorsque la forme, la direction et l'étendue des parties détachées ne permet pas de les tenir exactement appliquées aux os; on l'emploie encore pour opérer la réunion des plaies dont les bords sont amincis, mobiles, ainsi que cela a lieu dans celles qui divisent toute l'épaisseur des paupières, des lèvres, de l'aile du nez, de l'oreille, et de plusieurs autres parties de la face, et où le défaut de point d'appui rend très difficile l'application des bandelettes dans quelques divisions transversales du col, etc. On a encore recours quelquefois à la suture pour rapprocher les bords des plaies pénétrantes de l'abdomen parce que, outre qu'elle remplit l'indication générale de réunir, elle s'oppose efficacement à la sortie des viscères. On l'adapte aussi aux blessures de l'intestin, pour prévenir l'effusion des matières dans le péritoine. On la met souvent en usage après l'extirpation du sarcocèle pour empêcher le renversement en dedans des lèvres de la plaie, ou après celle de ces énormes tumeurs éléphantiaques du scrotum , pour ramener au contact les lambeaux des téguments qu'aucun autre moyen ne saurait fixer aussi exactement. On l'a aussi opposée à la division des tendons. Enfin elle est le complément nécessaire de plusieurs opérations chirurgicales ayant pour but de réparer des pertes de substance , ou de rétablir la continuité entre des parties séparées accidentellement ou par l'effet d'un vice de conformation.

On pense généralement que l'on doit s'abstenir de la suture dans le traitement des plaies des membres, et de celles non pénétrantes du tronc, parce que ces lésions, lorsqu'elles n'intéressent que les téguments et le tissu cellulaire sous-cutané, sont très faciles à réunir à l'aide des autres moyens , et que les points de suture qu'il faudrait passer dans l'épaisseur des muscles quand ils sont intéressés , les irritent et déterminent leur contraction; d'où il résulte que leur tissu rendu plus facile à déchirer par l'inflammation qui s'en est emparée, se coupe sur les fils, qui se détachent et tombent en laissant la plaie plus large et sur-tout plus irrégulière qu'auparavant.

Cependant Delpech s'en est dernièrement servi pour rapprocher les lèvres de plaies résultant de grandes opérations, notamment les lambeaux après les grandes désarticulations, et il en a retiré de grands avantages , sans éprouver les inconvénients signalés.

CHAPITRE IV.

Moyens généraux propres à assurer le succès de la réunion immédiate.

Il ne suffit pas de mettre, par l'usage de moyens mécaniques, les bords des plaies en contact pour obtenir une réunion sans suppuration, lorsque les conditions favorables à ce mode de réunion existent d'ailleurs. Il faut encore chercher à éloigner toutes les complications qui pourraient gêner ce travail ou l'entraver. C'est ici que le praticien doit souvent joindre à des connaissances solides en chirurgie, des idées exactes sur la nature et le traitement des affections qui sont plus particulièrement du domaine de la médecine.

La douleur excessive, l'excès ou l'absence d'inflammation, la faiblesse générale des sujets, le mauvais état des premières voies, sont les complications qu'il a le plus souvent à combattre.

La douleur qui, suivant l'expression de Sarcone (1), peut être mère ou fille de l'inflammation, mérite sous ce double point de vue une grande attention. Elle se manifeste en effet à des époques bien différentes, qu'il est fort important de distinguer ; c'est-à-dire immédiatement, au moment même où la blessure vient

____

(1) Maladies observées à Naples. Tom. 1, page 15o.

d'être faite, ou quelques jours après. Dans le premier cas elle est nerveuse, elle provoque presque toujours alors de l'agitation, quelquefois même des accidents spasmodiques , elle entrave la marche de la réunion , soit parce que les mouvements désordonnés auxquels se livre le malade dérangent les pièces d'appareil, soit parce que la plaie en ressent une irritation plus vive , et passe à l'état d'inflammation qui doit suppurer.

Dans le second cas , la douleur est accompagnée de tension, de chaleur et quelquefois de réaction générale; en un mot, elle est le résultat d'une inflammation qui dépasse le degré nécessaire à l'adhésion sans suppuration.

Les antispasmodiques, les calmants sont' les moyens à l'aide desquels on doit combattre la douleur dans le premier cas. Ils seraient nuisibles dans le second où les anti-phlogistiques seuls sont indiqués.

Ce que nous venons de dire s'applique en partie aux cas où l'inflammation traumatique se développe à un degré trop considérable; on èn est averti par la douleur et les autres symptômes indiqués plus haut. La saignée générale ou locale suivant le besoin, les applications émollientes, sont les moyens qu'il faut alors mettre en usage pour combattre ces accidents.

On sent d'ailleurs que l'expérience seule peut donner l'habitude nécessaire pour distinguer le degré d'excitation qui reste dans les limites de l'inflammation adhésive et qu'il faudrait bien se garder de détruire, de celui qui franchit ces limites et qu'il faut combattre pour éviter la suppuration.

Quoi qu'il en soit, lorsque celle-ci paraît inévitable, il faut se hâter d'enlever les moyens à l'aide desquels on a cherché à effectuer le contact des lèvres de la plaie, afin de les laisser se gonfler en liberté.

Le défaut d'une inflammation suffisante est un accident des plus rares ; car l'inflammation adhésive n'est elle-même qu'une inflammation très faible. Cependant on peut l'observer chez les sujets débiles ou plongés dans cet état de stupeur générale qui accompagne souvent les blessures graves et les plaies par armes à feu. On la reconnaît à l'absence complète de tout travail organique dans les bords de la plaie, à la faiblesse du pouls, ainsi qu'aux autres symptômes d'asthénie ou de stupeur.

Dans le premier cas, le meilleur moyen de la faire cesser est de donner au malade quelques toniques, des amers, des aliments de facile digestion, qui contiennent sous un petit volume beaucoup de sucs nutritifs, quand l'estomac est en bon état. Les Anglais auxquels on accorde de grands succès dans l'emploi de la réunion immédiate, les attribuent en partie à ce qu'ils nourrissent leurs malades mieux que les chirurgiens Français. Mais nous avons trop souvent l'occasion de déplorer le résultat funeste des écarts de régime de nos opérés, pour croire que l'opinion de nos voisins d'outre-mer soit fondée en tout point.

Sans doute l'on peut et on doit déposer quelques aliments dans l'estomac toutes les fois qu'il est
sain, mais on doit se régler à cet égard d'après
l'état général de la constitution, les symptômes de
la maladie, et la connaissance du tempérament et
des habitudes du sujet. On l'a déjà remarqué ; un
Français ne supporte pas impunément ni en santé
ni en maladie le régime substantiel et excitant qui
convient à un habitant des contrées septentrionales.
On serait peut-être plus près de la vérité en at-
tribuant à la mauvaise qualité des aliments plutôt
qu'à leur insuffisance sous le rapport de la quantité,
la différence des résultats obtenus dans les deux
pays.

Dans le second cas, c'est-à-dire lorsqu'il y a
stupeur, les stimulants diffusibles et les cordiaux
sont souvent indiqués : mais dès que le pouls est
relevé, il faut se hâter d'en cesser l'emploi, parce
que quand la réaction s'opère, elle est presque toujours en rapport avec le degré de stupeur qui l'a
précédée, et que l'on a ensuite beaucoup de peine à
retenir l'inflammation dans les limites qu'elle ne
doit pas dépasser.

Le mauvais état des premières voies, leur disposition saburrale ou inflammatoire, le développement de
mouvements fébriles de différents caractères ayant,
ainsi que nous l'avons déjà dit, la plus fâcheuse influence sur la réussite de l'adhésion immédiate, il
est évident que dès que ces accidents apparaissent

C

après que la réunion a été tentée, il faut les combattre énergiquement par les moyens appropriés, qu'il n'est pas de mon ressort d'indiquer ici.

CHAPITRE V.

Phénomènes locaux des plaies qui suppurent.

Trois circonstances principales peuvent faire varier la marche des plaies qui suppurent, sans cependant en changer les phénomènes fondamentaux.

1º L'écartement des surfaces d'une plaie simple abandonnée à elle-même.

2º Une perte de substance considérable.

3º La contusion ou la désorganisation des tissus divisés.

1º Dans le premier cas, voici les phénomènes que l'on observe. Lorsque le sang a cessé de couler, il s'opère à la surface divisée, un suintement séro-sanguinolent qui finit lui-même par se tarir. Vers le deuxième ou troisième jour, la plaie est comme desséchée, d'une couleur rouge grisâtre; ses lèvres se gonflent et deviennent douloureuses : la tuméfaction, plus ou moins considérable suivant la vascularité des tissus, lui donne un aspect irrégulier. Bientôt elle fournit un suintement qui, d'abord sanieux et rougeâtre, devient graduellement plus abondant, moins terne et blanchâtre : ce n'est autre chose que cette lymphe plastique à laquelle Hunter et ceux qui l'ont étudiée après lui, ont fait jouer un si grand rôle dans le mécanisme de la cicatrisation. Lorsqu'on

l'enlève, on ne reconnaît presque plus l'aspect varié
des tissus qui forment la surface de la plaie : celle-ci
est homogène , blanchâtre ; on s'aperçoit qu'il s'y
est déjà formé une couche mince , adhérente. Bientôt
cette couche augmente d'épaisseur et de consistance :
l'organisation s'y perfectionne : elle devient rouge
par le développement des vaisseaux : une exsudation
plus abondante s'opère à sa surface ; c'est une membrane véritable fournissant un produit blanc cré-
meux, que l'on nomme pus. En même temps que ces
changements s'opèrent, l'inflammation diminue dans
les lèvres de la plaie.

La membrane pyogénique est une espèce de bar-
rière qui intercepte toute communication entre les
corps extérieurs et les parties divisées ; toutefois
quand la plaie est profonde et irrégulière , quand
il y a plus d'écartement dans son fond qu'à sa su-
perficie , quand il existe des foyers , des sinus dans
lesquels le pus se trouve retenu , cette membrane
reste plus mince , moins résistante , elle peut même
être ulcérée , détruite par le contact du pus , enfin
elle peut , dit-on , absorber ce liquide et le mêler
ainsi à la masse du sang.

C'est, du reste , dans cette membrane que se passent les phénomènes ultérieurs de la cicatrisation. En
effet, sa surface libre devient inégale : il s'y forme
une foule de saillies mamelonnées , très rapprochées,
rouges, que l'on a désignées sous le nom de bourgeons charnus , et que Thompson appelle granula-

tions. Ces bourgeons, d'abord mous, larges, peu saillants, deviennent peu à peu plus nombreux, plus petits et plus consistants.

Ils sont, ainsi que la membrane qui les fournit, doués d'une propriété rétractile extrêmement remarquable. La surface de la plaie diminuant donc d'étendue, les parties qui en forment le fond se rapprochent les premières, elles arrivent au contact et se réunissent. Peu à peu l'adhésion faisant des progrès atteint la surface des téguments : les bourgeons qui en dépassent d'abord le niveau, s'affaissent et finissent par disparaître en se couvrant d'une pellicule mince, blanchâtre, continue avec la peau. La cicatrice est alors complète; les tissus divisés sont unis par une couche mince d'une matière fibro-celluleuse, d'abord rougeâtre, facile à déchirer, mais qui, avec le temps acquiert beaucoup de résistance en perdant de sa vascularité, et qui, chose remarquable, conserve long-temps sa force rétractile : c'est le tissu inodulaire de Delpech.

Ainsi réparée, la solution de continuité ne laisse pour trace qu'une saillie presque linéaire, dure, blanche, sur les côtés de laquelle les téguments sont un peu déprimés. La durée de ce travail chez un adulte sain, et dans une plaie peu profonde ou n'intéressant que des parties douées d'une assez grande vitalité, est ordinairement de douze ou quinze jours.

Mais il est plus long et moins régulier lorsqu'un

grand nombre de tissus ont été divisés , parce que la vitalité de chacun d'eux étant différente , il ne peut y avoir d'ensemble dans la succession des phénomènes dont il est le résultat. Le tissu cellulaire , les vaisseaux, les téguments, les muscles , sont ceux qui se cicatrisent le plus promptement : viennent ensuite les tissus fibreux et les os ; quant aux cartilages , il résulte des faits observés par Béclard (1), de ceux rapportés par M. Larrey (2) et des recherches du professeur Cruveilhier (3) , qu'incapables de phénomènes vitaux , ils ne peuvent ni s'enflammer ni se couvrir de bourgeons cellulo-vasculaires. Lorsqu'ils font partie de la surface d'une plaie suppurante, ils sont peu à peu atrophiés et détruits par une véritable résorption ou détachés de l'os et entraînés au dehors avec le pus , et c'est alors à la surface de l'os qu'ils recouvraient qu'apparaissent les bourgeons charnus. Cependant nous ne saurions adopter exclusivement cette opinion ; car nous avons observé des faits qui lui sont directement contraires. Ainsi nous avons vu plusieurs fois à la suite de plaies ou d'amputations , les cartilages se gonfler , se ramollir et se couvrir ensuite de végétations vasculaires.

2o Examinons la marche de la cicatrisation dans

---

(1) Anatomie générale,
(2) Clinique chirurgicale , T. III, page 298 et 274.
(3) Bulletin de la Société anatomique.

les plaies avec perte de substance considérable· On n'observe aucun phénomène particulier avant que la membrane pyogénique et les granulations soient complétement organisées ; mais alors la propriété rétractile de cette membrane se manifeste par la diminution de la plaie dont les bords sont uniformément attirés de la circonférence vers le centre. La peau cède ainsi que le tissu cellulaire sous-cutané, elle s'avance pour réparer la solution de continuité, d'autant plus facilement qu'elle est plus mince et que le tissu lamineux-sous-jacent est lui-même plus lâche et plus extensible, comme on le voit au scrotum, ou au périnée par exemple. La force de rétraction de cette membrane pyogénique est telle dans certains cas, que, lorsque la peau et le tissu cellulaire ont cédé autant que l'a permis leur extensibilité, les parties plus profondes sont elles-mêmes déplacées, déviées, et qu'il en résulte plus tard des déformations plus ou moins considérables. Du reste, quand la peau cesse de pouvoir s'avancer vers le centre de la plaie, la membrane des bourgeons charnus fournit à son tour aux frais de la réparation.

Sa densité augmente peu à peu, sa vascularité diminue, enfin les granulations s'effacent et sont remplacées par une pellicule lisse, mince, blanchâtre, qui procède ordinairement de la circonférence au centre, mais que j'ai vue plusieurs fois se développer par plaques isolées au centre des plaies très étendues. Dans tous les cas la durée de ce travail est longue ; quand la perte de substance a été considérable , elle peut être de plusieurs mois. M. le professeur Dupuytren, qui en a fait l'objet de recherches fort intéressantes , a observé que ce travail reste stationnaire tant que la membrane du bourgeon n'a pas encore acquis le degré d'organisation voisin de l'état fibro-celluleux, mais qu'à cette époque la dessiccation de la plaie s'opère souvent avec une rapidité remarquable.

Ainsi formée , la cicatrice qui se compose d'une lame fibro-celluleuse plus ou moins épaisse, blanche, peu extensible, couverte d'un épiderme très mince, ne représente la peau que très imparfaitement et résiste mal aux agents extérieurs.

3° Enfin , quand les plaies sont compliquées de la contusion ou de la désorganisation des tissus divisés , leur marche ne diffère de celle des précédentes que par l'élimination des tissus désorganisés ; il est seulement une remarque à faire au sujet des parties contuses ; c'est qu'elles ne résistent pas toujours à l'inflammation qui s'y développe , et sont alors frappées de mort pour être ensuite éliminées. Nous croyons inutile et hors de notre sujet, d'insister davantage sur ce point.

CHAPITRE VI.

Phénomènes généraux des plaies qui suppurent.

Pour peu qu'une plaie qui suppure ait d'étendue elle produit des phénomènes généraux.

Le premier, le plus constant est le développement d'un appareil fébrile qui apparaît du deuxième au troisième jour, et auquel les auteurs ont donné le non de fièvre traumatique. Des frissons légers marquent son début, le pouls s'élève, la peau devient chaude et halitueuse, la langue se couvre d'un enduit blanchâtre, il se déclare une soif modérée et de l'anorexie. Si la plaie n'a qu'une étendue médiocre et que le sujet jouisse d'ailleurs d'une bonne santé, ces accidents tombent après 24, 48 ou 72 heures; la langue se nettoie, l'appétit renaît et l'affection redevient tout-à-fait locale.

Si au contraire le malade est très irritable, si la fièvre se prolonge, elle peut être accompagnée de délire ou d'autres symptômes nerveux plus ou moins graves; enfin si les premières voies sont irritées ou affectées d'embarras gastrique ou saburral, si la plaie est très étendue, la fièvre peut revêtir les caractères les plus fâcheux, et faire périr le sujet avant ou pendant l'établissement de la suppuration. Alors à l'agitation succède l'abattement et la stupeur; le pouls devient petit, serré

et fréquent, la langue sèche et fuligineuse ; les liquides fournis par la plaie sont d'un gris sale,
d'une fétidité extrême, et le malade périt dans les
huit ou dix premiers jours qui suivent celui ou
la plaie a été produite. Dans d'autres cas, lorsque
le malade, au moment de la blessure ou de l'opération est déjà porteur de quelque affection organique interne latente ou reconnue, l'organe malade
participe à l'excitation traumatique générale, et
l'affection interne passe à l'état aigu.

Si le sujet échappe au premier danger, il n'est pas
pour cela à l'abri de risques ultérieurs. Si la plaie
a quelque étendue, si elle est formée de tissus disparates, de manière qu'il s'y rencontre des muscles, des os fracturés et tronqués, de gros troncs
veineux coupés, etc. ; dans ces cas, le malade est
exposé peu de temps après, ou pendant l'établissement de la suppuration, au développement des accidents terribles que l'on a tour-à-tour dans ces derniers temps attribué à la phlébite ou à la résorption purulente ; accident d'autant plus à craindre
que la plaie sera plus anfractueuse, et que les liquides
trouveront au dehors un écoulement moins facile.

Ce second danger passé, il peut en survenir
d'autres. Dès le moment et pendant tout le temps
qu'elle existe, une plaie en suppuration est en
quelque sorte un nouvel organe qui prend rang dans
l'économie parmi les autres, les influence et en est
fortement influencé. Qu'un travail de tête trop

prolongé fatigue le cerveau , qu'une alimentation trop abondante ou trop excitante irrite l'estomac , la plaie rougit , devient douloureuse et saignante , la suppuration s'altère ; que l'excitation du cerveau ou de l'estomac soit plus forte , la plaie pâlit , se dessèche , la suppuration cesse , et le malade périt d'une congestion cérébrale ou d'une gastrite suraiguë.

D'un autre côté, si la plaie, est par une cause quelconque, fort irritée, elle s'enflamme bientôt, le pouls s'accélère et un mouvement fébrile se déclare.

Si l'irritation persiste, si la maladie dure très long-temps, l'économie se fatigue, s'épuise par l'effet des déperditions continuelles et abondantes que fournit la plaie. A la longue , l'irritation locale réagit sur les intestins , le dévoiement survient et le malade périt épuisé par la fièvre hectique et par les accidents colliquatifs , provoqués peut-être eux-mêmes par une résorption lente des matières fournies par la plaie.

Résumé. — Quand on tente la réunion immédiate d'une plaie placée dans des conditions favorables et qu'elle réussit, la solution de continuité se trouve sur-le-champ réduite à la plus petite étendue possible ; les parties réunies sont soustraites à l'action de l'air, des pièces d'appareil, des corps étrangers de toute espèce ; l'inflammation locale est peu intense, la douleur est peu considérable, la durée de la maladie est courte, on n'est pas obligé de faire

garder au malade une diète prolongée, ses forces et
sa santé reçoivent peu d'atteintes. Ajoutons que la
levée du premier appareil, ainsi que les pansements
consécutifs, sont faciles et par conséquent peu douloureux, et qu'après la guérison, qui est très prompte,
la cicatrice étant linéaire n'apporte aucun déchet à
l'action des muscles compromis.

Quand les plaies suppurent, la surface traumatique restant à découvert est soumise à l'action irri-
tante de l'air ambiant et à celle des pièces d'appareil;
d'où résulte de la douleur, des élancements, des
soubresauts, des secousses convulsives, de l'agitation, une irritation vive, en un mot; de là encore
une fièvre traumatique intense et toutes les consé-
quences qu'elle peut avoir, selon que la plaie est
petite ou grande, simple, composée ou compliquée;
selon encore que le sujet est du reste bien portant,
ou que les viscères principaux sont affectés de lésions aiguës ou chroniques; et pour peu que la plaie
soit grave, le malade reste jusqu'à ce que la guérison
soit achevée, incessamment exposé aux dangers qui
résultent de la réaction réciproque de la plaie sur
les organes principaux, et de ceux-ci sur la plaie.

Toutefois, pour ne rien exagérer, il faut dire que
dans la plupart des cas, ces dangers ne se présentent
pas, et que les malades n'ont à courir que ceux qui
proviennent des accidents primitifs de leur blessure,
parmi lesquels nous rangeons la fièvre traumatique,
et ceux qui peuvent résulter plus tard de l'abou-

dance de la suppuration et de la longueur de la maladie.

Nous en exceptons pourtant la phlébite ou résorption purulente, que l'on observe fréquemment
pendant le cours des plaies qui suppurent , mais
plus particulièrement dans certaines circonstances
qu'il est important de déterminer ici. Ces circonstances sont : la multiplicité des tissus organiques
qui entrent dans la composition de la plaie et sur-tout
une disposition telle de celle-ci , que le sang, le pus,
les liquides en un mot qu'elle peut fournir, bien que
communiquant avec l'air extérieur , ne trouvent pas
cependant un écoulement facile, séjournent, s'altè-
rent, contractent une odeur fétide et acquièrent des
qualités malfaisantes. Nous reviendrons plus tard sur
ce fait important; qu'il nous suffise d'indiquer que les
plaies à la suite d'amputation et dans lesquelles la
réunion immédiate ne réussit pas, et les plaies compliquées de fractures, sont celles où on a le plus
d'occasions d'observer le phénomène morbide dont
nous parlons.

En supposant qu'aucun de ces dangers ne se
présente, la suppuration , lorsqu'elle est abondante , affaiblit la constitution des malades, les
rend plus impressionnables à l'action des agents extérieurs et plus aptes à contracter toutes les maladies
auxquelles expose une constitution débilitée.

L'inconvénient de laisser suppurer la plaie se fait
sur-tout sentir dans les lieux où la pourriture d'hôpital règne endémiquement ou d'une manière épi-

démique ; et c'est une des raisons sur lesquelles Delpech s'est appuyé pour préconiser la méthode de la
réunion immédiate, à une époque où la pourriture
d'hôpital régnait épidémiquement.

La guérison se fait nécessairement long-temps
attendre.

La cicatrice offre souvent une grande étendue,
partant elle résiste moins à l'action des causes phy-
siques qui tendent à la rompre et conserve long-
temps une disposition remarquable à s'enflammer
et à se déchirer spontanément.

Enfin si la plaie a divisé complétement un organe
en deux parties, celles-ci restent séparées ou réunies
par une substance intermédiaire dont l'étendue équi-
vaut quelquefois à une séparation. Les deux bouts
d'un muscle s'éloignent l'un de l'autre et dès lors la
partie reste privée de mouvement, à moins que par
une opération chirurgicale analogue à celle que fit
M. Dutertre sur un malade dont les muscles exten-
seurs des doigts, après avoir été coupés d'un coup de
sabre et non réunis, étaient restés incapables de
remplir leurs fonctions, on n'enlève la cicatrice pour
aviver les bouts des parties divisées et les réunir au
moyen d'une suture et d'une machine extensive.
Mais de semblables opérations ne sont pas toujours
possibles et d'ailleurs ne réussissent pas toujours.

En s'en tenant à cet aperçu général, il est évident qu'à *priori* les avantages de la méthode de
traiter les plaies par la réunion immédiate sont in-

contestables et qu'elle l'emporte de beaucoup sur la méthode qui consiste à les faire suppurer, c'est-à-dire à obtenir la guérison par seconde intention.

Mais pour peu que l'on réfléchisse aux variétés innombrables de dispositions que présentent les plaies, on se persuadera facilement qu'il est impossible de résoudre la question avec quelque exactitude, sans établir quelques divisions dans ce vaste sujet.

Nous étudierons donc la réunion, 1° dans les plaies accidentelles, c'est-à-dire, dans les plaies proprement dites ; 2° dans les plaies résultant des opérations chirurgicales , autres que les amputations ; 3° enfin, dans les plaies résultant des amputations.

CHAPITRE VII.

DE LA RÉUNION ÉTUDIÉE DANS LES PLAIES.

Dès la plus haute antiquité, la réunion des plaies a été conseillée ; le père de la médecine, Hippocrate (1), appliquait sur les parties saignantes, dans les solutions de continuité simples et dans celles à lambeaux, un emplâtre propre à éviter la suppuration. Il provoquait au contraire celle-ci dans les plaies contuses et dans celles avec perte de substance.

Celse la recommande également. Il insiste sur les

---

(1) Hippocrate , *ed. Fœsio Genevœ*, 1657 in-f° ; *de Ulceribus*, VI, page 850.

moyens de l'obtenir, et distingue les cas où il convient de la tenter, de ceux où il faut s'en abstenir (1).

Il emploie, selon les cas, la suture ou les agrajes, et recommande sur-tout de ne laisser entre les lèvres de la division, ni sang, ni aucun autre corps étranger, qui puisse provoquer la suppuration. Galien (2) donne à peu près les mêmes préceptes, si la plaie est légère; il recommande les bandages; si elle est plus considérable, la suture et le bandage, si elle est largement ouverte, les agrafes. Il débridait les plaies étroites à leur entrée et profondes, pour en expulser les caillots de sang et les autres liquides, après quoi, il provoquait l'adhésion. Aetius (3) préconise la même méthode.

Peu à peu les sages préceptes furent oubliés et les pratiques les plus barbares furent introduites dans le traitement des plaies. L'usage des tentes pour les tenir dilatées fut presque généralement adopté, la suppuration paraissant la condition importante d'une bonne guérison.

Cependant les bonnes traditions ne furent jamais complétement abandonnées. A. Paré (4), Vesale (5),

---

(1) Celse, *de re medica*, ed. J. Vallart. *Parisiis*, 1772. in-12. Lib. **V.** cap. III. sect. VI, pag. 264.

(2) Méthod med.

(3) *Aetius. Basileæ* 1542, in-f° page 774.

(4) Œuvres d'A. Paré. Lyon, 1641, in-f°, page 208.

(5) Vesal. *ed. Boerhaave* in-fol. 1725 vol. 2, page 969.

Guillemeau (1), Tagault (2), Hollerius (3), Mariano-
Santo (4), Blondio (5), Cesar Magati (6), etc. ,
tentaient la réunion des plaies simples par première
intention. Ce dernier, donne même d'après Galien,
une bonne description de la manière dont s'opère ce
phénomène curieux. Voici ce qu'il dit (*Lib.* 1 ,
cap. IV, page 73) :

« Quot modis uniantur partes.

Veruntamen non est idem in omnibus unionis
modus, aliæ siquidem vera unione, quæ est per
medium ejusdem generis, non alterius substantiæ
interventu coalescunt, namque ex nutrimento in
extremitatibus vasorum divisarum partium existente,
et à poris resudante, generatur portio quædam substantiæ parti agglutinandæ similis, quæ est gluten so-
lutas partes conjungens, et ad pristinam unionem
reducens : aliæ verò medio extraneo, et heteroge-
neo connectuntur, eò quòd substantia solutæ parti
similis generari nequeat, unde Gal. 3. Meth. 4 du-
plicem hunc divisarum partium coalitum his verbis
tradidit; Porrò bifariam simul manent, quæ commissa

---

(1) Les Œuvres de chirurgie de Jacques Guillemeau. *Rouen* 1649
n-fol. page 546,

(2) *De Chirurgia scriptores optimi. Tiguri* 1555, in-fol, page 54,

(3) *Ibid.* page 139.

(4) *Ibid.* pages 156, 201,

(5) *Ibid.* page 226, 290,

(6) *Cesari Magati. De Rera medicatione vulnerum. Leipsik et Ams-
terd.* 733, 2 vol. in-4. 1 cap. V, page 73,

sunt, cum alia per se, alia ope aliorum maneant;
per se quidem, quæcumque secum concrescunt, ac
coalescunt, aliorum ope, et quæ colligantur, et quæ
glutino aliquo tenentur. Unionem priorem commu-
niter appellant Medici secundùm primam intentionem, quoniam talis unio à Medico principaliter in-
tenditur; vellet enim partes omnes per se, et medio
homogeneo, ac simili coalescere : alteram verò secundùm intentionem secundam, quoniam cum non
semper possibilis sit prior unio, hæc ab eò secun-
dariò quæritur.

Et hanc appellationem à Gal. desumpserunt...

Quæ igitur partes vera unione coalescant, et quæ
non vera coeant, ipsarum natura docebit, licèt enim.
et per experientiam, ut asserit Gal. 3 Meth. 1 haber,
id possint , quia tamen huic longo usu est opus
melius est ex rei natura id investigare. »

Plus tard les efforts de Belloste, de Lecat ,
les exemples de Mauquest de la Mothe, de J.-L.
Petit, de Platner, n'ont pas peu contribué à faire
abandonner le moyen des tentes pour le traitement
des plaies récentes , et à propager la méthode de la
réunion.

On diffèra cependant sur les moyens à employer
pour obtenir ce résultat, puisque vers le milieu du
18ᵉ siècle, Pibrac crut devoir faire un mémoire contre
l'abus des sutures (1)

______

(1) Mémoire de l'Académie de chirugie, 3ᵉ volume.

D

Quoi qu'il en soit, la méthode de la réunion ne fut pas si généralement adoptée, que Pott, en 1775, ne dût combattre l'opinion de ceux qui retranchaient encore les lambeaux des plaies de la tête, au lieu de pes réappliquer.

Nous avons encore à signaler une espèce de méthode mixte, née de bonne heure de la diversité d'opinions qui séparait les partisans de la dilatation des plaies de ceux qui voulaient qu'on les réunît : c'est celle qui consistait à réunir en grande partie les plaies profondes et à les maintenir en partie ouvertes au moyen d'une tente qui avait pour but de favoriser l'écoulement des liquides, et d'éviter les inconvénients de leur stagnation. Mais quoi qu'en aient dit les partisans de cette méthode, parmi lesquels on cite des hommes du plus grand mérite, tels que : Arce (1) ou Arceus, Fabrice d'Aquapendente (2), Fabrice de Hilden (3), les tentes, en faisant office de bouchon et en retenant le produit de la suppuration dans la plaie, agissaient souvent en sens contraire de l'intention de celui qui les avait mises en pratique.

Ce dernier, partisan des tentes, mais qui les employait pour maintenir dilatée l'entrée des plaies

---

(1) *Arcœus.* Amsterdam, 1658, in-18. page 9, 111, 114.

(2) *Fabrice d'Aquapendente.* Lugduni 1723. in-fol. page 143—258.

(3) *Fabrice de Hilden.* **Obs.** *Ed. Hennengero. Argentorati.* 1716. in-4. Tome 2, page 561.

profondes (Turundæ autem, superficiem vul -
neris hiantem retineant); le dernier, dis-je, développe à cette occasion, d'une manière remarquable ,
les inconvénients qui résultent de la réunion prématurée des parties superficielles des plaies profondes.

« Summo itaque studio,» dit-il, «vulnera angusta,
etiamsi in partibus nervosis fuerint, quidquid dicat
Wirtzius , turundis tantisper, donec vulnus satis-
fuerit expurgatum, aperta retinenda esse : experien-
tia ipsa testis est.

Accedit quoque ratio :

In omnibus enim vulneribus, præcipuè per incisionem factis, cutis facillimè et statim ab initio contrahitur, primò, quia membranosa est ; deinde quoque quia natura illa veluti tegumento reliquas partes
ab injurià aeris vendicare studet. Caro autem tam
citò coalescere non potest; primò enim in ipsis
quoque vulneribus per incisionem factis quædam
species contusionis adest, ac caro contusa, ut in
pus convertatur necesse est , ex Hippocrate scimus.
Suppurationem autem illam carnis, nisi in tem-
pore, fieri non posse, etiam tyronibus notum est.
Contrahitur itaque cutis vulnerum , præcipuè per
incisionem factorum, statim ab initio ; humores verò,
qui ex carne vulneratà confluunt, retinentur, pau-
latimque incalescunt, et acres fiunt : et quia par$_s$
affecta nervosa, ac prohinde maximè sensibilis est,
$_s$equitur dolor, qui attrahendo sanguinem et humores, gravissima symptomata excitat. »

Une remarque importante à faire avant de termi-ner ce rapide aperçu, c'est que pendant long-temps on a cru devoir aider l'action des moyens à l'aide desquels on maintenait les bords en contact, de l'application ou de l'instillation de certains remèdes auxquels on accordait la faculté de favoriser l'agglu-tination. Celse parle de médicaments de cette sorte qu'il appelle *glutinantia*, qu'il ne faut pas confondre avec ceux que nous appelons aujourd'hui agglutina-tifs, puisque ce célèbre écrivain les conseillait après l'ouverture des abcès (1).

Ce sont ces médicaments que l'on a désignés de-puis sous les noms d'incarnatifs, de cicatrisants, etc., etc. Il arriva que ces remèdes inspirèrent une telle confiance à leurs auteurs, que même des hom-mes de réputation confièrent à eux seuls la guérison des plaies.

Paracelse (2) rejetait tous les moyens de rap-prochement, et n'employait que ses arcanes dans le traitement des solutions de continuité.

D'autres, moins enthousiastes, employaient la su-ture et les autres moyens mécaniques conjointement avec leurs remèdes infaillibles ; tel fut Fioravanti, si célèbre par les succès de son baume, dont la suture pourrait à bon droit revendiquer une partie.

Tel fut encore plus tard Colbatch (3), chirurgien

______

(1) Celse. *Lib.* 7, *cap.* I, *sect.* III, *edent. Valler.*
(2) *Opera omnia Genevœ.* 1678.
(3) New light on surgery. 1695.

militaire anglais , qui après avoir lavé la plaie avec une solution de sa *poudre*, la réunissait par la suture ou les bandages, et obtenait des succès que ses collègues avaient le droit d'envier.

Des médecins , les arcanes incarnatifs passèrent entre les mains des charlatans ; et la crédulité des premiers ne contribua peut-être pas peu à les mettre en crédit. Purmann (1) raconte qu'il a vu à Glogau, un charlatan qui, en présence du peuple, se fit treize incisions au bras, recouvrit les plaies de linges trempés dans une mixture chaude, enveloppa le tout d'un bandage serré et se montra le lendemain , suivant la promesse qu'il en avait faite , complétement guéri (2).

Des remèdes secrets aux pratiques superstitieuses, la pente est facile et la limite aisée à franchir. Déjà elle l'avait été par Paracelse, qui s'aidait de l'influence des astres. Elle le fut encore par des gens étrangers au corps des médecins.

On traita les plaies à distance, ou par sympathie. Il suffisait pour cela d'avoir un linge imprégné du sang du blessé , ou l'instrument vulnérant taché de sang, ou un instrument quelconque que l'on déposait sur la plaie jusqu'à ce qu'il fût maculé. On opérait sur la tache de sang ainsi recueillie, après

---

(1) 1685 Chirurgzcker Lorberkranz, oder grosse Wundarzney.

(2) Un jeune chirurgien acheta ce secret six rixdallers , ... ce n'était qu'un emplâtre de gomme et de mucilage.

avoir eu soin de déposer sur la blessure une poudre ou une solution sympathique ; et le blessé devait se trouver guéri. Du reste, Sennert fait la remarque que ces jongleurs ne s'aventuraient jamais à traiter de cette manière les plaies d'armes à feu.

Nous n'aurions pas rappelé ces pratiques honteuses, si elles n'avaient été pour John Bell le sujet d'une remarque pleine de justesse. C'est que les plaies que l'on abandonnait ainsi à elles-mêmes ou à peu près, et que l'on s'abstenait de tourmenter par l'usage intempestif des tentes, guérissaient presque toujours plus vite que celles qui étaient soumises aux soins des chirurgiens jetés en dehors de la route avouée par la raison et l'expérience ; dans ce cas, l'avantage est resté aux charlatans.

Ce qu'il y a de remarquable, c'est que des chirurgiens du plus grand mérite n'ont pas été éclairés par ces résultats, et qu'ils n'osaient en rechercher de semblables parce qu'ils regardaient comme déloyaux et impies les moyens à l'aide desquels son avait obtenus. « Bien qu'on ait beaucoup écrit contre ces moyens, dit Purmann, comment peut-on contredire des faits ? «

Aujourd'hui on ne dispute plus sur les cas où il convient de réunir les plaies, et les cas où il faut les laisser béantes. Ces derniers sont nécessairement plus restreints qu'ils ne l'étaient, il y a moins d'un siècle, par les partisans de la réunion immédiate eux-mêmes, à cause du perfectionnement des moyens hémostatiques qui permettent de procéder à la réunion, lors même que les vaisseaux les plus importants ont été ouverts.

On admet généralement que l'on doit procéder à cette opération dans les cas suivants.

1º Pour les plaies par instruments tranchants.

Toutes les fois que la plaie, simple ou composée, est d'une forme telle que les points opposés puissent par-tout être mis en contact.

La lésion d'une artère considérable dans la plaie n'est point un obstacle à la réunion, parce que le trajet seul des fils suppure, et que tout le reste se réunit.

Toutes les fois que l'on peut sans efforts mettre facilement les lèvres en contact.

Que la plaie ne renferme point de corps étrangers, vénéreux ou autres.

2º Pour les plaies contuses.

Dans tous les cas où la contusion est faible, ou lorsque, étant même forte, elle attaque, ainsi que cela a presque toujours lieu, les parties superficielles; parce que la réunion du fond diminue d'autant l'étendue de la plaie.

Une contusion que l'on devrait juger énorme d'après la cause qui l'a produite, ne présente pas toujours des contre-indications positives à l'emploi de la réunion immédiate.

Nous avons déjà vu qu'une plaie d'arme à feu peut guérir sans suppurer. Quoi qu'il en soit, il y a ici une distinction à faire. Les projectiles lancés par

la poudre à canon ne se bornent pas toujours à faire
une plaie qui représente à peu près leur forme et
leur volume, ils produisent quelquefois des déchi-
rures qui partent comme des irradiations de la plaie
principale. Dans quelques cas ce sont des éclats de
bois, de boulets ou de pierres, c'est-à-dire des corps
anguleux qui, lancés par la poudre, rencontrés ou
détachés par les projectiles, produisent des blessures du même genre; d'autres fois c'est l'explosion
de la poudre elle-même qui détermine la lésion par
la distension brusque et subite qu'elle fait éprouver
aux tissus, ainsi que cela s'observe à l'occasion d'un
coup de pistolet tiré dans la bouche. Dans tous ces
cas, il y a plutôt dilacération que plaie contuse, et l'on
doit réunir. Quelquefois même on le peut encore
quand les dilacérations sont compliquées d'une
grande contusion ; c'est ce que l'on observe dans les
plaies de la face produites par les gros projectiles.

Nous avons vu souvent M. Larrey, dans des cas où
la mâchoire inférieure, quelquefois les deux, étaient
emportées, et où toutes les parties molles de la face
étaient horriblement dilacérées, réussir en opérant
la résection des lambeaux et des bords de la solution
de continuité à les ramener à l'état de plaies
simples, propres à être rapprochées par des points
de suture.

Sur un blessé de juillet, auquel une plaie d'arme à feu avait déchiré le scrotum de telle sorte,

que le testicule, bien qu'intact, était pendant, et à découvert, M. Roux opéra la résection des bords contus, et réunit le scrotum à l'aide d'un nombre suffisant de points de suture. Une petite partie de la plaie a suppuré ; et l'opération a réussi.

Il y a pourtant une circonstance qui contre-indique la réunion des tissus déchirés par l'action des projectiles lancés par les armes à feu. C'est quand les dilacérations, partant de la plaie principale, constituent en quelque sorte des débridements naturels qui préviennent l'étranglement des parties, comme le feraient les incisions usitées en pareil cas.

3º. Dans les plaies par arrachement, la réunion est encore indiquée dans toutes les parties qui peuvent être réappliquées sans laisser de vide entre elles; c'est, avec les rescisions convenables, la seule manière de diminuer l'étendue si souvent considérable de ces sortes de lésions.

On ne doit point tenter de réunir :

1º Dans les plaies envenimées; dans celles qui, bien que faites par un instrument tranchant, sont tellement anfractueuses et inégales, qu'il serait impossible de mettre leurs parties opposées partout en contact, à moins toutefois que les vides existants, ne soient favorablement placés pour qu'on puisse y pratiquer dès le premier pansement une contre-ouverture, qui fournisse un écoulement aux liquides, et permette à tout le reste de la plaie de se réunir, ainsi que depuis J. L. Petit cela se pratique souvent dans la réapplication des vastes lambeaux des téguments du crâne.

La réunion ne doit pas être mise en usage dans les cas où la plaie recèle un corps étranger, ni même en général dans ceux où elle contient du sang épanché ou d'autres matières dont on ne peut pas la débarrasser complétement ;

Dans ceux où il y a lésion d'un conduit disposé de telle sorte, qu'après la réunion des lèvres de la division des parties molles externes, les matières qu'il charrie seraient versées dans le tissu cellulaire voisin, et deviendraient bientôt la source d'une inflammation ou d'un abcès ;

Dans ceux où les lèvres de la division ne se rapprochent qu'avec une grande difficulté et où par conséquent il faudrait employer un trop grand effort pour les amener au contact et les y maintenir. La gangrène et les dilacérations des lèvres de la plaie seraient presque inévitablement la suite de la réunion intempestive dans ces cas.

La réunion enfin est interdite en général, lorsqu'il s'agit d'une plaie d'arme à feu, ou d'une plaie très gravement contuse.

L'indication de la réunion immédiate étant bien établie, on doit procéder sans délai au pansement en observant les règles générales suivantes :

1º Commencer par rechercher si la plaie n'offre pas quelques complications, comme la présence d'un corps étranger, la contusion, la dilacération de ses bords que l'on puisse détruire, et dans ce cas opérer l'extraction des corps étrangers, resciser les lèvres inégales, mâchées et contuses, ou les chairs pendantes à la surface, pour ramener la plaie à l'état de simplicité si favorable à la réussite de la réunion par première intention.

2° Absterger avec soin toute la surface de la solution de continuité avec une éponge fine et douce imbibée d'eau tiède, pour enlever scrupuleusement jusqu'au dernier caillot de sang.

3° Si des vaisseaux assez considérables pour être aperçus sont divisés, les lier jusqu'au plus petit.

4° Attendre dans tous les cas, avant de procéder à la réunion, que l'écoulement du sang soit complètement arrêté.

5° Effectuer alors le pansement, c'est-à-dire le rapprochement exact des parties opposées de la division. Si l'on n'a fait aucune ligature, on aura soin que ces parties se correspondent par tous les points et ne laissent entre elles aucun intervalle. Dans le cas contraire, ou commencera par couper un des chefs de chaque ligature près du nœud ; on formera de ceux qui restent un faisceau qui sera dirigé vers l'angle le plus déclive de la plaie. Si celle-ci est très étendue et que les ligatures soient multipliées et disséminées à sa surface, on les rassemblera en divers faisceaux que l'on fera aboutir aux angles correspondants.

Quoi qu'il en soit, la juxtaposition se fera autant

que possible entre tissus similaires, c'est-à-dire de muscle à muscle, de téguments à téguments, etc.

7° On maintiendra les parties rapprochées au moyen des agglutinatifs, des bandages unissants, de la suture, ou de simples bandages contentifs, aidés de la position, selon l'indication particulière. Si des ligatures ont été posées, on aura soin de laisser entre les bandelettes ou les points de suture les plus rapprochés des angles, sur-tout de l'angle le plus déclive, un intervalle assez considérable pour ménager une issue aux liquides dont la présence des fils provoque la sécrétion, et auxquels ils servent de conducteurs. De cette manière, les points correspondants aux trajets des fils, suppurent seuls et tout le reste de la plaie se réunit.

8° On couvre la plaie d'un linge fin, fenêtré et enduit de cérat, par dessus lequel on superpose un plumasseau de charpie sèche ; après quoi on applique les compresses et le reste du bandage. On a depuis long-temps renoncé aux baumes et aux vulnéraires dont on était si prodigue encore dans le siècle dernier.

Il s'agit ensuite de modérer l'inflammation : ce que l'on obtient par le repos et le régime. Si la plaie a une étendue telle que l'on puisse craindre le développement de symptômes généraux, un des moyens qui concourent le mieux à les prévenir, consiste à imbiber incessamment l'appareil avec de l'eau froide, de manière à entretenir sur le lieu lésé, pendant trois ou quatre jours, une température basse avec l'humidité.

On ne saurait trop recourir à ce moyen, qui m'a souvent servi à obtenir des réunions sans suppuration de plaies d'une grande étendue, accompagnées de circonstances qui rendaient ce résultat douteux. Souvent après avoir réuni à l'aide de bandelettes ou de la suture, je me suis borné à appliquer sur les lèvres de la division, une compresse pliée en plusieurs doubles qu'on relevait de quart d'heure en quart d'heure pour l'imbiber d'eau froide.

On sent, au reste, que la sévérité du traitement, de même que celle du régime, doit être subordonnée à la gravité de la blessure.

Dans quelques cas, les applications locales suffisent, et le malade guérit en continuant de vaquer à ses occupations ; dans d'autres, il faut employer, de concert avec les topiques capables de prévenir une inflammation locale intense qui provoquerait la suppuration, une diète sévère, un régime adoucissant, pour s'opposer à l'irritation des premières voies toujours prête à se développer lorsqu'il existe une inflammation locale.

Si malgré ce traitement, les bords de la plaie s'enflamment, il faut les couvrir de cataplasmes émollients mettre en usage les émissions sanguines, générales ou locales, enfin enlever les bandelettes agglutinatives et les fils des sutures pour laisser les parties se gonfler en liberté et prévenir les effets de leur étranglement ou la stagnation du pus.

Il est presque inutile de dire que si au moment de la blessure, le malade était atteint d'une inflammation interne, celle-ci devrait être combattue de prime abord par les moyens appropriés avec d'autant plus d'énergie qu'elle pourrait s'opposer à la réunion de la plaie. Il devrait en être de même dans les cas où, sympathiquement ou accidentellement, une affection de cette nature apparaîtrait pendant le cours de la maladie locale.

Un examen rapide des particularités que peuvent offrir les plaies dans les différentes régions du corps et des modifications que ces particularités peuvent faire éprouver aux principes généraux de la réunion, me paraît nécessaire pour compléter autant que possible, dans les circonstances où nous nous trouvons, ce qui a trait à la réunion immédiate des solutions de continuité récentes.

Plaies des téguments du crâne.

Les simples incisions, lors même qu'elles s'étendent jusqu'au tissu cellulaire sous-épicrânien, doivent être réunies et maintenues en contact à l'aide de bandelettes agglutinatives et pansées simplement avec un linge imbibé d'eau froide, à moins que la saison ne s'oppose à l'emploi de ce moyen. Dans le dernier cas cependant, c'est-à-dire quand l'aponévrose épi-

crânienne est intéressée, il faut surveiller attentivement l'état de la plaie, d'en envoyer rayer à son
début l'inflammation du tissu cellulaire placé au-
dessous de cette aponévrose, car elle est des plus dan-
gereuses pour la raison connue de tout le monde.
Enlever sur-le-champ les bandelettes et mettre en liberté les lèvres de la plaie est la première chose qu'il
convient de faire en pareille circonstance.

Quand la plaie offre un lambeau dont la base est
en haut, il se réapplique par son propre poids ;
néanmoins des bandelettes sont encore utiles pour
l'empêcher de se déplacer.

Lorsque la base du lambeau est en bas, presque
toujours son sommet revient vers celle-ci, et laisse
à découvert une surface plus ou moins considérable
dans laquelle les os sont souvent dénudés, tandis
que des liquides s'accumulent dans l'intervalle du
lambeau décollé et de la périphérie du crâne. Les
bandelettes agglutinatives et une compression méthodique exercée sur toute l'étendue du lambeau
sont insuffisantes pour prévenir cette rétraction,
dont l'inflammation phlegmoneuse des parties profondes, la nécrose des os du crâne sont ordinairement la suite, et il faut employer la suture au moins
pour réunir le sommet du lambeau aux parties dont
il a été détaché.

Plusieurs chirurgiens modernes, dans la crainte
que du pus ne se forme sous le lambeau et ne fuse
au-dessous de l'aponévrose épicrânienne dans le

tissu cellulaire filamenteux placé entre elle et le crâne, conseillent de réappliquer simplement les parties molles aux os sans exercer sur elles aucune traction.

Mais nous ne saurions adopter cette manière de voir. Il est évident que le meilleur moyen d'éviter que le pus ne fuse, c'est d'empêcher qu'il ne se produise ; et on ne saurait disconvenir qu'entre la méthode qui consiste à réappliquer exactement les parties dé-tachées de manière à ne laisser entre elles aucun vide, et celle qui laisse au contraire presque inévi-tablement ce vide subsister, il n'y a pas de compa-raison à établir. J. L. Petit a d'ailleurs fourni le moyen de prévenir l'accumulation des liqui-des purulents et autres entre le lambeau et la crâne ; il consiste à faire une contre-ouverture à le base du premier avant de le réappliquer. Mais il est si facile de sentir la moindre collection dans cette circonstance, que nous pensons qu'il n'y a aucun désavantage à attendre qu'elle se soit produite pour y porter remède.

En conséquence, voici la conduite que nous con-seillons dans les cas de ce genre : réappliquer le lambeau et essayer de le maintenir en place au moyen de bandelettes agglutinatives, et d'une com-pression méthodique exercée sur sa surface ; et si ces moyens ne paraissent pas devoir suffire, faire quelques points de suture, et établir un soutien à moyen d'une compression douce et uniforme ; s'il se fait une collection , l'ouvrir.

La séparation d'une pièce du crâne adhérente au lambeau , n'est point un obstacle à la réapplication de celui-ci. On connaît les observations de Paré , de Leaulté (1) qui sont parvenus à obtenir la réunion de lambeaux formés non - seulement par toute l'épaisseur des téguments du crâne , mais qui contenaient une pièce détachée des parois de cette cavité. M. Larrey rapporte des faits plus extraordinaires encore , puisqu'il a vu cette réunion s'opérer dans des cas où le cerveau lui-même avait été lésé (2).

Néanmoins, nous pensons que toutes les fois qu'il y a lésion du cerveau , il faut s'abstenir de réunir , pour ne point fermer l'issue aux liquides sanguins ou purulents, qui, sans cela pourraient déterminer des accidents de compression cérébrale : c'est une règle générale pour laquelle nous n'admettons pas d'exception.

La séparation de l'oreille avec la base du lambeau ne s'oppose point à ce que l'on tente la réunion immédiate. Forestus a conservé l'observation d'un homme auquel un coup de sabre porté sur la partie supérieure et latérale de la tête détacha un lambeau dans la base duquel la conque de l'oreille se trouvait comprise et qui tombait sur l'épaule du

___

(1) Observation de Ledran.

(2) Clinique chirurgicale , 1 vol, page 141.

E

malade ; le lambeau fut réappliqué , et la guérison s'opéra (1).

Les chirurgiens du siècle dernier croyaient que toutes les fois qu'un os avait été dénudé, il devait nécessairement s'exfolier , et cette erreur les avait conduits au précepte de ne point réappliquer le lambeau quand le crâne était dépouillé de son périoste. L'expérience a prouvé que l'opinion de nos devanciers sur les inconvénients de l'exposition des os au contact de l'air était exagérée , et que souvent cette circonstance n'entraînant pas l'exfoliation des os, n'empêchait pas la réunion d'avoir lieu. J'ai, dans une multitude de cas, réappliqué les lambeaux sur des os soumis depuis plusieurs heures à l'action de l'air, et j'ai souvent réussi , même chez des sujets avancés en âge, à obtenir une réunion sans suppuration.

Cette réunion, ne dût-elle pas avoir lieu, comme il est rare que la dénudation soit aussi étendue que le lambeau, on gagne toujours, en la tentant, de réduire la maladie aux points où l'os doit s'exfolier , et de garantir, le reste des suites d'une suppuration de longue durée. Une incision faite vis-à-vis des foyers qui se forment au-devant de la partie d'os qui se nécrose , ouvre une voie facile à l'écoulement du pus , et donne les moyens nécessaires d'attendre sans danger que l'exfoliation soit terminée.

Toutefois on ne doit pas perdre de vue que le

____

(2) *Forestus.* Ohs. 39 livre 9, 1522.

grand nombre de nerfs et de vaisseaux qui rampent dans l'épaisseur des enveloppes du crâne, la structure cellulo-aponévrotique de celles-ci, leur proximité du cerveau et de la boîte osseuse qui le contient, donnent aux plaies du cuir chevelu une gravité particulière. Elles sont, par exemple, souvent accompagnées de douleurs intolérables qui dépendent de la division incomplète de filets nerveux, d'hémorrhagies ; il n'est pas rare non plus que l'inflammation, quand elle s'y développe, s'étende au loin sous l'aponévrose épicrânienne , et quand elle se termine par suppuration, qu'elle produise la dénudation du crâne, ou même une phlegmasie mortelle des organes encéphaliques. On cherchera donc d'abord à détruire la première de ces complications, en complétant la section des nerfs entamés partiellement ; la seconde en liant ou en comprimant les vaisseaux divisés : on se mettra à l'abri de la dernière , par un traitement bien dirigé, consistant en des saignées répétées et proportionnées à la force des sujets, ainsi qu'à la gravité de la blessure. Souvent des sangsues appliquées derrière les oreilles, en permanence pendant plusieurs jours , en même temps que des compresses imbibées d'eau froide étaient maintenues sur les plaies, et des cataplasmes sinapisés promenés autour des extrémités inférieures, m'ont réussi avec l'aide des boissons délayantes ou laxatives, à prévenir l'inflammation dans les cas où elle était le plus imminente. Si, malgré l'emploi bien dirigé de cette médication préventive, l'inflammation du tissu cellulaire sous-épicrânien se déclare, il ne faut pas hésiter à relâcher les moyens d'union, et même à faire de larges débridements qui pénètrent jusqu'aux os.

Ce que nous avons dit des contre-indications que la contusion des lèvres des plaies pouvait apporter à leur rapprochement, s'applique tout-à-fait aux plaies contuses du cuir chevelu.

Plaies de la face.

C'est sur-tout dans les plaies de cette région que la réunion est impérieusement indiquée, non-seulement pour éviter une difformité souvent repoussante, mais encore pour conserver les fonctions de quelques organes de la plus haute importance. Ainsi il faut réunir les plaies des paupières, pour ne pas laisser l'œil exposé à tous les risques qui résultent pour lui du contact continuel de l'air : celles des lèvres et des joues, pour empêcher une gêne inévitable dans la prononciation des sons, dans la préhension et la mastication des aliments ; pour prévenir la formation d'une fistule salivaire, etc.

Le succès avec lequel le chirurgien répare quelquefois les désordres considérables survenus dans l'arrangement des parties qui constituent la face, est bien propre à attester toute la puissance de son art. Des coups de sabre détachent quelquefois un lambeau partant de la base du nez, et contenant dans son épaisseur cet organe ainsi qu'une partie plus ou moins considérable de la lèvre supérieure.

Dans un cas de ce genre rapporté par M. Larrey, toute la portion de la mâchoire supérieure appartenant aux incisives, avait été entièrement séparée, et le lambeau ne tenait plus que par un pédicule étroit ; il fut relevé, réappliqué et la difformité corrigée.

Les plaies d'armes à feu et particulièrement les coups de pistolet tirés dans la bouche, produisent, même lorsqu'ils ne sont chargés qu'à poudre, des dilacérations énormes, qui partent en rayonnant du bord libre des lèvres, et divisent ces parties en une multitude de lambeaux, que l'on parvient à remettre en place et en contact, soit sans aucunes préparations préalables, soit après en avoir fait la rescision à l'aide de l'un ou l'autre des moyens que nous avons indiqués.

Rappelons ici que le nez complétement séparé, a plusieurs fois été réappliqué avec succès.

On peut employer, pour réunir les plaies de la face, les simples agglutinatifs avec ou sans le secours des bandages unissants ; mais dans la plupart des cas, le peu d'épaisseur des bords de la plaie qui les rend difficiles à affronter, leur mobilité et leur rétractibilité, commandent l'usage de la suture, et c'est ordinairement la suture dite entortillée dont on fait choix.

Plaies transversales de la partie antérieure du col.

Lorsque ces plaies sont superficielles et n'inté-ressent que les téguments et la couche musculaire sous-cutanée, elles offrent déjà un inconvénient auquel on ne peut sûrement remédier que par la suture: c'est le renversement en dedans des téguments; d'où il résulte que leur face externe ou épidermique, se met en contact avec elle-même, et que la guérison est retardée. Mais c'est sur-tout quand la division pénètre profondément, que la réunion est plus impérieusement indiquée : au-dessus de l'os hyoïde, la plaie pénètre souvent jusqu'à la cavité du pharynx et laisse échapper les aliments et les boissons ; au niveau du larynx elle n'arrive pas moins facilement dans ce conduit ; l'air sort et entre par l'ouverture, et si celle-ci siége au-dessous de la glotte, la voix et la parole sont supprimées ; à chaque inspiration l'air en pénétrant, entraîne avec lui et précipite dans les voies aérienes le sang qui s'écoule de vaisseaux nombreux, et détermine une toux convulsive, la suffocation même. Si plusieurs coups portés dans le même point ont détaché en presque totalité quelques portions du larynx ou de la trachée, ces corps se portent aussi vers les conduits respiratoires, et augmentent encore l'anxiété du malade.

L'indication de réunir est ici de la plus haute évidence. Car, outre la continuation des accidents dont nous venons de parler , une inflammation violente ne tarderait pas à se déclarer , qui pourrait envahir les voies aériennes , favorisée par l'introduction presque directe de l'air dans les tuyaux bronchiques. La suppuration deviendrait inévitable , et son produit pourrait tomber dans les voies respiratoires , ou fuser jusques dans le médiastin ; enfin le passage continuel de l'air dans la plaie pourrait s'opposer à sa réunion ultérieure et la rendre fistuleuse.

Quelques personnes se bornent dans ces cas à la position , et à l'application d'un bandage qui tient la tête fléchie sur la poitrine. Ce moyen réussit souvent lorsque la plaie occupe la région sus - hyoïdienne ; il peut suffire même encore quand la plaie s'ouvre dans le larynx : le rapprochement des bords de la division effectuée , on voit les malades recouvrer subitement la parole. Mais malgré la juste application de moyens contentifs , les mouvements de totalité de la tête qu'il est si difficile d'éviter , même en employant le bandage de Sabatier , ceux plus inévitables encore du larynx et du pharynx rendent toujours la réunion difficile. D'ailleurs, en se bornant à la position et aux bandelettes agglutinatives , n'est-il pas à craindre , que les parties les plus extérieures ne se réunissent avant les tissus cartilagineux du larynx et de la trachée artère, et qu'un emphysème ne soit la suite de cette union prématurée. Enfin à ces considérations il faut ajouter que le plus souvent les bords cutanés de la plaie se

roulent en dedans , et cet accident retarde quelquefois pendant long-temps la réunion.

Nous sommes tout-à-fait d'avis que le simple bandage et les agglutinatifs sont insuffisants dans la
plupart des cas , et que la suture doit être appliquée
parce qu'elle a l'avantage incontestable de fixer so-
lidement l'une à l'autre les lèvres de la division , et
d'empêcher le renversement en dedans de ses bords
cutanés.

La suture nous paraît encore indispensable, lorsque
quelques fragments de la trachée ou du larynx sont
devenus flottants et menacent par leurs mouvements
continuels de suffoquer le malade.

L'ossification des cartilages du larynx n'est point
un obstacle à l'emploi des fils. On cite une observation de M. Chastan , où, pour pratiquer la suture
du larynx ossifié, on fut obligé de percer les cartilages avec un trocart très délié ; l'opération a
réussi.

Mais c'est sur-tout lorsque le conduit aérien est
coupé dans toute son épaisseur, que la suture devient
le plus sûr moyen que l'on puisse mettre en usage.
Dans ce cas en effet, le bout inférieur du tube divisé
s'enfonce du côté de la poitrine , et laisse entre lui
et le supérieur, une distance de plusieurs pouces.
Enfermé dans l'épaisseur du cou , dans un point
déclive et toujours béant , il reçoit et aspire le sang
fourni par les vaisseaux veineux ou artériels divisés.
A cette première cause de suffocation se joint le rap-

prochement des parties molles qui, poussées par l'air
au moment de l'inspiration , se portent au-devant de
ce fluide et lui interceptent le passage. Quand cet
accident a lieu, on peut assez facilement aller saisir
avec des pinces la trachée descendue du côté de la
poitrine et la ramener dans sa position naturelle
pour faire cesser la suffocation : mais quel autre
moyen que la suture pourrait l'affronter avec la
partie du même canal dont elle a été séparée?

Dans tous ces cas, quels que soient les moyens à
l'aide desquels on cherche à l'obtenir, le rapprochement a des avantages incontestables , disons mieux,
il est forcément indiqué.

Mais pour qu'il soit couronné de succès ; il faut
attendre que les lèvres de la plaie ne fournissent
plus de sang , et que tout celui qui a pu être versé
dans les bronches soit expulsé. Sans cette précaution
importante , ce corps étranger, outre la gêne qu'il
continuerait d'apporter à la respiration , entretien-
drait une toux fatigante qui nuirait beaucoup au
succès de l'opération.

Plaies de poitrine.

Nous ne parlerons ici que des plaies pénétrantes.

Quand elles sont simples, l'indication de réunir est
évidente pour tout le monde. La question n'est pas
résolue unanimement quand la plaie est compliquée
d'épanchement de sang dans la poitrine. Ambroise

Paré voulait qu'on la tînt ouverte pour favoriser l'écoulement du sang et éviter les accidents de suffocation que la présence de ce liquide détermine quelquefois, ainsi que les dangers de l'opération de l'empyème, ou pour mieux dire de l'inflammation de la plaie qu'il provoque. D'autres, parmi lesquels est l'un des juges de ce concours, ont avancé une opinion diamétralement opposée. Ils penseut que ce qu'il y a de plus pressé à faire, quelle que soit la source d'où vienne le sang, c'est de clore la plaie pour que ce liquide agisse comme corps compressif sur les orifices des vaisseaux ouverts et arrête l'hémorrhagie; se réservant de lui donner issue par l'opération de l'empyème, lorsque le retour du pouls et de la chaleur générale viennent fournir la preuve que l'hémorrhagie est arrêtée. Sans contester que la lésion des artères intercostales soit un accident rare, parce qu'elles sont abritées dans une grande partie de leur étendue par la côte, leur lésion est cependant possible, ainsi que celle des mammaires internes; et si l'on pouvait acquérir la certitude que l'épanchement est fourni par la lésion de l'un de ces vaisseaux, il nous paraît évident qu'il serait préférable de porter directement sur lui le moyen hémostatique, d'évacuer le sang pour refermer ensuite la plaie, plutôt que de clore tout d'abord celle-ci laisser l'épanchement se faire en liberté, et se trouver plus tard dans la nécessité de donner issue au liquide par une opération qui, bien que

ayant réussi entre les mains de M. Larrey, doit cependant être regardée comme entraînant presque
toujours des suites funestes. Quoi qu'il en soit, les
épanchements fournis par les vaisseaux que nous
venons de nommer sont, par les raisons données
plus haut, très rares ; le plus souvent ce sont les
vaisseaux des viscères contenus dans la poitrine,
qui les produisent, et nous adoptons tout-à-fait
l'avis que dans ces cas, le meilleur moyen d'arrêter
l'hémorrhagie, c'est de réunir la plaie. Cependant la
suffocation devenant pressante, les observations
d'Ambroise Paré rassureraient sur le résultat de la
dilatation de la plaie pour favoriser l'évacuation
du sang. M. Taxil, dans un mémoire adressé à l'école
de médecine de Marseille, en a rassemblé plusieurs
semblables ; je dois à son obligeance de m'avoir
communiqué le suivant :

« En 1807, on transporta à l'hôpital principal de
la Marine, à Brest, comme devant incessamment
périr, un jeune homme qui venait de recevoir au
milieu du sixième espace intercostal gauche, un
coup de pointe de sabre qui avait pénétré profondément dans le poumon correspondant.

Cet homme était froid, décoloré, sans pouls et sans
connaissance, et n'en rendait pas moins une énorme
quantité de sang rutilant et écumeux par la bouche, et
de l'air avec un peu de bruissement par la plaie dont
les lèvres étaient d'ailleurs assez rapprochées pour

avoir à peine besoin à cet effet d'un pareil conten-
tif. Au bout d'un certain temps, et malgré l'emploi
des moyens de réfrigération rationnellement admi-
nistrés, la pneumorrhagie n'en continuait pas
moins à l'extérieur, et tout indiquait qu'il s'amas-
sait une quantité mortelle de sang dans la poitrine, lorsque M. Duret crut devoir se servir d'une
sonde cannelée; il l'introduisit postérieurement
entre les lèvres de la blessure, et engagea dans la
cannelure de cette sonde, un bistouri dont le tranchant de lame était dirigé en avant; il incisa en ar-
rière et dans l'étendue de trois pouces, l'espace
intercostal. Aussitôt le sang contenu dans la poitrine
s'échappa par flots, ce que favorisa une situation
convenable; il s'établit un vide entre les plèvres pul-
monaires et pariétales; l'hémorrhagie diminua comme
par enchantement, les yeux s'ouvrirent, se ranimè-
rent; la respiration, le pouls, reprirent leur état
normal; enfin après 24 heures, on remarqua un
changement si avantageux dans l'état général des
fonctions de ce malheureux, que l'on conçut l'espoir
de le conserver, mais à l'aide d'une tardive conva-
lescence; pronostic que la suite justifia.

Plaies pénétrantes de l'abdomen.

L'utilité d'obtenir une prompte réunion des plaies
pénétrantes de l'abdomen n'a jamais été contestée
par personne. Pendant long temps la suture fut le

seul moyen que l'on mit en usage. C'était la suture
enchevillée qui était employée de préférence. On
croyait ne pas pouvoir fermer trop hermétiquement
la cavité abdominale pour s'opposer à la sortie des
viscères. Malgré le mémoire de Pibrac, cette pratique
avait régné presque jusqu'à nos jours ; mais maintenant elle est beaucoup moins généralement adoptée. Plusieurs praticiens ont prouvé par des faits ,
que la position et les bandelettes suffisaient dans la
plupart des cas, pour s'opposer à la sortie des intestins et obtenir une réunion solide. On trouve dans la
clinique de M. Larrey plusieurs observations qui
prouvent que dans beaucoup de cas, au moins, cette
méthode suffit au but qu'on se propose.

Cependant si la plaie était très considérable, si
les viscères se présentaient incessamment à l'ouverture, si le malade était affecté d'une toux opiniâ-
tre, etc., il est évident qu'il serait indiqué de fermer
la plaie par une suture.

Mais ce n'est qu'à deux conditions que l'on peut
tenter la réunion des plaies pénétrantes du ventre.
La première est , que les viscères , s'ils se sont pré-
sentés dans la plaie , soient libres et facilement ré-
ductibles. Il y a des cas dans lesquels les adhérences
établies sont si solides , qu'il vaudrait mieux abandonner les parties à elles-mêmes que de chercher à
les réduire.

La seconde, c'est qu'ils aient conservé leur intégrité;

car lorsqu'ils sont blessés , ce sont eux qui présentent les indications les plus pressantes ; mais très
souvent ils restent renfermés dans la capacité abdominale, cette circonstance rend tout-à-fait impossible
l'application des moyens unissants.

Quand au contraire les organes lésés sont au dehors,
alors on peut tenter la réunion et ici la suture est
presque le seul moyen à mettre en usage. Mais,
malgré la richesse de l'art sous ce rapport , puisqu'il
possède la suture à surjet , à points passés, à anses
de Ledran , pour les plaies en long , les procédés des
quatre maîtres, de Rhamdor, de Littre, sur-tout ceux
beaucoup plus ingénieux de MM. Jobert , Lem-
bert et Denans pour les plaies transversales, on a peu
pratiqué l'entéroraphie : on s'est presque toujours
borné à maintenir les organes blessés près de la plaie
au moyen d'une anse de fil , ainsi que Lapeyronie en
avait donné le conseil et l'exemple.

On a proposé dans ces derniers temps de recoudre
les plaies de la vésicule biliaire et celle de la vessie ;
mais il est trop évident que la lésion du premier de
ces réservoirs doit entraîner nécessairement, quand
il conserve sa disposition normale, un épanchement
de bile , et par conséquent une péritonite mortelle ;
et dès lors à quoi bon faire une opération si complétement inutile.

Nous parlerons ailleurs de la suture de la vessie.

Plaies des membres.

Les plaies des membres demandent, comme celles des autres parties du corps, à être réunies, quand elles sont, du reste, dans des conditions favorables.

La position est employée ainsi que les agglutinatifs ; les bandages unissant le sont assez souvent ; la suture presque jamais. La lésion d'une artère n'est pas toujours un obstacle à la réunion par première intention , lors même qu'on ne pratique pas la ligature du vaisseau ; et cette observation est ancienne , car Galien rapporte que l'artère brachiale ayant été ouverte dans une saignée pratiquée à un jeune homme, ce que l'on reconnut à la manière saccadée dont le sang sortait de la plaie , on rapprocha les lèvres de celle-ci au moyen d'un bandage compressif et le malade guérit sans accidents.

La suture des tendons rejetée par Galien , renouvelée par Meynard et Bienaise, puis abandonnée de nouveau par la plupart des praticiens, a été, à ma connaissance employée par un chirurgien militaire qui a mis en usage le procédé qui consiste à coudre ensemble les tendons et les téguments, et il a réussi.

Le tendon qui appartenait à la partie du fléchisseur superficiel du doigt médius, offrait une nodosité remarquable à laquelle la peau était devenue adhérente. Quand le muscle se contractait, la cicatrice s'enfonçait de bas en haut dans une sorte de cavité digitale formée par les téguments ; les mouvements avaient conservé toute leur étendue et toute leur force.

Le succès de l'opération qui consiste à extraire les corps étrangers qui se développent dans les articulations, prouverait, à défaut des faits décrits, la possibilité de guérir les plaies qui pénètrent dans la cavité des synoviales quand elles sont simples et nettes.

On peut donc et on doit rapprocher ces sortes de plaies soit à l'aide des agglutinatifs, soit, ainsi que je l'ai vu faire à l'armée, à l'aide de la suture, quand elles offrent des inégalités ou des lambeaux. Toutefois, si l'on veut que l'opération réussisse, il faut se hâter, car les chances de succès diminuent rapidement à mesure que l'intérieur de l'articulation a été plus long-temps exposé à l'action de l'air. On peut en aidant ces moyens de rapprochement des plaies des articulations, de l'administration du traitement antiphlogistique dans toute sa sévérité, obtenir une guérison sans suppuration et sans ankylose.

M. Larrey a prouvé par des faits, que l'on peut encore conserver les membres affectés de blessures articulaires par armes tranchantes, lors même que les os ont été entamés. Presque toujours alors ce célèbre praticien fait d'abord des débridements pour faire écouler le sang qui peut se trouver épanché dans la cavité articulaire et sur-tout pour enlever les parties d'os ou de cartilages divisées complétement

ou en partie. Après cela, il rapproche à l'aide de bandelettes et condamne le membre à l'immobilité. Une
plaie simple de l'articulation scapulo-humérale
traitée de cette manière a été guérie au Caire sans
suppuration, et le membre a conservé ses mouvements. Dans les autres cas où il s'est agi de blessures
de la même articulation, ou de celle du coude, du
poignet, il y a eu suppuration et la guérison n'a été
obtenue qu'au moyen d'une ankylose.

Pour les blessures de l'articulation du genou, le
praticien que nous venons de citer place le membre
dans l'immobilité après avoir fait les débridements
convenables et évacuer à l'aide d'une ventouse les
liquides épanchés dans l'article. Le premier appareil
ne doit pas être levé avant quinze jours. M. Larrey
dit avoir traité avec succès plusieurs soldats, de
plaies du genou avec coupure transversale ou oblique
de la rotule, et chez lesquels les fragments de l'os se
sont réunis immédiatement, et le membre a conservé
ses mouvements.

Les plaies dans lesquelles les os sont compromis,
doivent être réunies ici comme au crâne, quand elles
présentent d'ailleurs les conditions favorables.

Une question plus importante et long-temps dé-
battue est celle de savoir s'il faut ou s'il ne faut pas
tenter de réunir les plaies quand elles sont compliquées de fracture.

Les revers nombreux éprouvés à la suite des ten-
tatives faites dans l'intention de conserver les mem-

F

bres avaient fait penser à beaucoup de praticiens distingués qu'en général, alors, il fallait mieux pratiquer l'amputation des membres que d'en tenter la conservation. Déjà, cependant, on avait reconnu qu'il existait quelques cas exceptionnels, et que, par exemple, on pouvait espérer d'éviter au malade les dangers d'une opération grave et une mutilation plus ou moins considérable, toutes les fois que la fracture et la plaie considérées isolément étaient en quelque sorte simples et exemptes de contusions, ainsi que cela s'observe quand la fracture est indirecte et quand la plaie a été produite par l'action de fragments aigus agissant de dedans en dehors. Dans ces cas, en effet, sur-tout lorsque la plaie a assez peu d'étendue pour pouvoir être complétement fermée, il est facile de réduire la maladie aux conditions d'une fracture simple ; il suffit de fermer la plaie avec un emplâtre agglutinatif et de prendre ensuite les mesures nécessaires pour prévenir l'inflammation.

M. Robert a publié, dans l'année 1828, du Répertoire général d'Anatomie et de Physiologie, dans cinq ou six observations de fractures traitées par moi suivant cette méthode et avec les affusions froides, qui ont été suivies de la guérison la plus heureuse. Mais la question restait entière pour les plaies accompagnées de fracture par cause directe et compliquées d'esquilles et de contusion considérable ; ou pour mieux dire elle était résolue : ces cas réclamaient l'amputation. Telle avait été et telle est encore l'opinion des chirurgiens les plus distingués de la capitale ; et les revers qu'ils ont essuyé en voulant tenter la conservation des membres sur les blessés par arme à feu qu'ils ont eu à traiter dans ces derniers temps, ont plutôt confirmé qu'affaibli leur manière de voir. Cependant, les résultats remarquables que M. Larrey a obtenus par l'application de son appareil inamovible, rendent de nouveau la question indécise et commandent d'attendre de nouveaux faits. On sent, au reste, qu'il ne s'agit plus ici de réunion immédiate, et que je sortirais de mon sujet en insistant davantage sur ce point.

ARTICLE II.

De la réunion immédiate des plaies qui résultent des opérations chirurgicales, autres que les amputations.

La réunion immédiate ne trouve pas des applications moins nombreuses dans les plaies qui sont le résultat des opérations de la chirurgie que dans celles qui sont tout-à-fait accidentelles.

Elle est indiquée et doit être tentée : après l'extirpation de toutes les tumeurs non pédiculées telles que, les lipômes, les squirrhes, les kystes de toute nature, etc., toutes les fois que les téguments qui les recouvrent sont dans un état d'intégrité qui permet de conserver des lambeaux suffisants pour les réunir au fond.

On cherche encore à l'obtenir, dans certaines plaies avec perte de substance résultant d'opérations du même genre, mais dans lesquelles il a fallu emporter une plus ou moins grande étendue de téguments altérés avec la tumeur. Alors on emprunte en quelque sorte les téguments aux régions voisines, et en les attirant vers le centre de la plaie, pour en diminuer l'étendue, ou même la réduire à l'état d'une solution de continuité linéaire.

La réunion immédiate est encore utile après l'opération de l'anévrysme ; elle détermine la guérison par première intention de toute la solution de continuité, excepté seulement dans les points qui correspondent au trajet du fil; à la suite de la herniotomie, quand le sac et les parties molles extérieures n'ont point subi d'altération, et qu'il ne reste au dehors, ni épiploon ni production graisseuse ; après l'opération de l'œsophagotomie, de la bronchotomie faite pour extraire un corps étranger.

Après la taille hypogastrique, M. Pinel-Granchamp a conseillé la suture de la vessie ; mais cette opération laborieuse n'a pas été adoptée. Beaucoup d'opérateurs laissent la plaie tout-à-fait libre; d'autres se bornent à y introduire une mèche de linge effilé; d'autres, M. Amussat par exemple, placent une canule dans la partie la plus déclive, et réunissent le reste avec soin.

Dans les cas que nous venons de rappeller la réunion immédiate bien que très utile , n'est cependant
pas tout-à-fait indispensable ; et l'on conçoit que
la plaie guérirait lors même qu'on y laisserait se développer la suppuration ; il est une classe d'opérations d'un autre genre que l'on ne pratique que
dans le but d'obtenir cette espèce de réunion sous
peine d'échouer. Telle est l'opération dite *rhino-
plastie* qui a pour but de refaire en totalité ou en
partie un nez à ceux qui l'ont perdu ; opération qui
depuis qu'elle est réhabilitée par Carpue a été pratiquée dans ces derniers temps, un assez grand
nombre de fois en Angleterre, en Allemagne, et
sur-tout en France, par plusieurs juges de ce concours et par deux de mes honorables compétiteurs ;
telle est la *rhinoraphie* couronnée de succès entre
les mains de M. Larrey dans un cas fort remarquable ; telle est encore la *réfection de la sous-cloison
du nez*, opération que M. Dupuytren a faite aux
dépens de la lèvre supérieure; telles sont : la *réfection des lèvres* pratiquée par MM. Dupuytren , Delpech, Lallemand , Dieffenbach , suivant la méthode
qui consiste à emprunter un lambeau aux parties
voisines, Chopart, Roux de Saint-Maximin , M. Lis-
franc , M. le prof. Roux , suivant celle qui consiste
à allonger les tissus pour les affronter après les avoir
détachés , celle *des joues*, pratiquée par MM. Lallemand, Delpech , Roux de Saint-Maximin , Gensoul,
le professeur Roux, et celle *du palais*, opérée par

M. Krimer et par moi ; enfin celle qui a pour but de réparer une perte de substance *de l'urètre* qu'ont exécutée MM. A. Cooper et Dupuytren. A cette classe se rapportent encore l'opération du *bec-de-lièvre*, celle de la *staphyloraphie*, conquête brillante de la chirurgie moderne ; celle qui a pour but de remédier aux *fistules vésico* ou *urétro-vaginales*, qui malgré les efforts de Lewziski, de Nœgele, Deyber, Erhmann, Malagodi, Roux, pour aviver les bords de la fistule, n'a cependant pas répondu jusqu'à présent à l'attente des praticiens que je viens de citer ; enfin la *suture du périnée*, pratiquée avec succès par Noël et par M. Roux. Toutes ces opérations importantes sont fondées sur la probabilité d'obtenir la réunion par première intention ; c'est la condition de leur réussite : il est donc nécessaire de prendre, en les pratiquant, toutes les précautions nécessaires pour en assurer le succès.

On sent que nous ne pouvons ni ne devons sous ce rapport entrer dans aucun détail particulier à chacune d'elles.

En opposition aux circonstances où à la suite des opérations, la réunion immédiate est avantageuse ; nous devons indiquer les cas dans lesquels elle aurait des inconvénients.

Ces cas sont :

1° Lorsque l'opération est faite pour évacuer certaine matière dont l'écoulement doit persister pendant quelque temps , comme par exemple l'ouverture des abcès , l'opération du trépan faite pour évacuer le liquide résultant d'un épanchement.

2º Quand elle a pour but d'ouvrir uue nouvelle voie à des fluides ou à des liquides dont les conduits naturels sont oblitérés.

Bronchotomie : fistule lacrymale par la perforation de l'unguis ; fistule salivaire du conduit parotidien d'après le procédé de Roy, Duphenix, Deguise, etc.

3º Quand par l'opération on se propose d'obtenir une cicatrisation des parties profondes vers les parties superficielles , comme cela a lieu à la suite de l'opération par incision de la fistule à l'anus.

4º Quand une incision faite pour extraire un corps étranger , n'a pu être suivie immédiatement de l'extraction de ce corps , et qu'on est obligé de faire l'opération comme on le dit, en *deux temps*.

Certaines bronchotomies. Certaines tailles.

5º Quand on a lieu de penser qu'une suppuration est inévitable. Par exemple lorsqu'après l'opération de la hernie il reste dans la plaie une masse épiploïque altérée.

6º Quand on a ouvert un conduit, si l'écoulement des matières qu'il renferme est inévitable. Certaines hernies dans lesquelles on ouvre volontairement ou involontairement l'intestin.

7º Quand il s'agit de détruire des coalitions

d'organes par la section transversale de brides ou de cicatrices qui les déterminent.

8 Enfin, quand on veut rétablir des conduits ou des orifices oblitérés ou manquant par vice de conformation. Opérations nécessaires pour remédier à l'étroitesse ou à l'imperforation des ouvertures des narines, de la bouche, de l'anus, du rectum, du prépuce, de l'urèthre, du vagin, etc. etc.

ARTICLE III.

Des avantages et des inconvénients de la réunion immédiate des plaies qui succèdent aux amputations.

Avant d'attaquer la discussion de ce sujet important, faisons observer que les Anglais eux-mêmes qui ont créé et préconisé cette méthode par-dessus toutes les autres, n'entendent pas obtenir une réunion tout-à-fait exempte de suppuration. La méthode qui consiste à arrêter l'écoulement du sang au moyen de ligatures formées de substances animales que l'on enferme dans la plaie, après les avoir coupées près du nœud, est loin d'avoir généralement cours chez eux; et les fils qu'ils laissent s'opposent à ce que la réunion puisse s'opérer dans tous les points de la solution de continuité.

Il n'y a donc alors, comme dans tous les cas analogues, qu'une réunion partielle; la plaie suppure dans tout le trajet des fils.

Deux causes principales se sont opposées à ce que l'on tentât de bonne heure la réunion immédiate à la suite des amputations des membres ; l'imperfection des moyens hémostatiques, et celle des procédés opératoires.

Il est évident, que tant que l'on s'est cru obligé d'amputer avec un couteau rougi au feu, comme Guy de Chauliac le recommande encore, où d'appliquer sur les vaisseaux le cautère actuel, ou au moins un bouton de vitriol aidé d'une compression directe, ainsi qu'on le faisait il n'y a pas encore long-temps, il y avait peu de chances en faveur de la réunion immédiate, sinon même impossibilité de la tenter.

Les procédés opératoires employés jusqu'à une époque rapprochée de nous, laissaient souvent l'os saillant au centre du moignon et une quantité de peau insuffisante pour en recouvrir toute la surface et pouvoir être mise en contact par les points opposés de sa division. Ce n'est pas que depuis long-temps on n'eut songé aux moyens de mieux faire. Sans remonter jusqu'à Celse (1) qui n'a conseillé la ligature des vaisseaux qu'à l'occasion des hémorragies traumatiques rebelles, et qui ne paraît pas l'avoir appliquée à celles qui se manifestent après les amputations; on croit qu'Archigènes la mettait en usage (2). Toute-

---

(1) Livr. V chap. II, sect. V.

(2) Dezeimeris, Dictionnaire en 25 vol. Nouv. édit. T. p. 476. — Bibl. chir. de Vigiliis ab Creuzenfeld, Augusb, 1781, vol. I cap. amp. art.

fois elle n'a été clairement indiquée que par Paré, et
malgré l'autorité de ce père de la chirurgie française,
il lui a fallu beaucoup de temps pour s'établir dans la
pratique au point où elle l'est aujourd'hui. J. L. Petit
(1) préférait encore la compression des vaisseaux
ouverts, ou tout au moins, il l'employait souvent
comme auxiliaire de la ligature qui lui inspirait peu
de confiance.

L'honneur de la réunion immédiate après les amputations appartient à Lowdham (2) Celse (3) avait
bien indiqué qu'il fallait recouvrir l'os avec les
chairs le plus possible (*quam maximè*), mais il
y a loin de ce précepte à la réunion immédiate, c'est-
à-dire à l'affrontement parfait des parties divisées.
On peut d'autant moins voir dans Celse l'idée
mère de la réunion immédiate, qu'un peu plus loin (4)
il donne le conseil de recouvrir de charpie les parties
qui restent à découvert. Malgré les efforts de Ionge (5)
qui soutint les idées de Lowdham, la réunion immédiate tomba en défaveur : réservée aux cas d'amputation à lambeaux, elle eut le sort d'une méthode
exceptionnelle; elle fut rarement employée. Les
modifications apportées par *Verduin*, *Sabourin*,
Vermale, *Ravaton* dans les amputations à lambeaux

---

(1) OEuvr. chirurg. T. I et III.
(2) Currus triumphalis è therebinto.
(3) Celsus de rè medicâ, Paris, 1772, livre 7 page 452.
(4) Loc. cit.
(5) Jonge, cur. triomph.

n'eurent que peu d'influence sur la réunion imme-
diate comme méthode générale; il fallait que des
améliorations remarquables fussent introduites dans
les amputations circulaires, pour que la réunion
immédiate put s'accréditer et compter des succès
durables. Paré avait introduit la ligature pour arrêter
l'effusion du sang des vaisseaux divisés. Dionis avait
répandu l'usage de cette grande découverte chirurgicale. Cheselden en Angleterre (1), J. L. Petit (2)
et Louis (3) en France, en améliorant la forme des
moignons, avaient préparé des bases solides à l'emploi
de la réunion immédiate; Alanson (4) régénéra cette
méthode; bientôt, elle fut presque généralement
adoptée en Angleterre et appréciée de bonne heure
comme avantageuse, aux États-Unis. Adoptée en
Allemagne à ce qu'il paraît depuis assez long-
temps (5) elle y compte parmi ses partisans Lan-
genbek et Græfe (6). En Italie, elle trouva des
opposants et des partisans en plus grand nombre (7).
En France Desault l'adopta; Percy (8) en obtient
des succès merveilleux à l'affaire de Neubourg; (86
amputés guéris sur 92); les professeurs Dubois

(1) Dict. Sam. Coop. page 66.
(2) J. L. Petit. OEuvres postumes, 1784. Tome III.
(3) Mémoires Acad. Tome II, page 394.
(4) Manuel pratique de l'amputation, traduit par Laserre 1787.
(5) Journal des progrès des Sc. médic. 1817 vol. 3 p. 126.
(6) Serre, p. 39.
(7) Serre, p. 36.
(8) Rapport à l'Institut sur le mémoire de M. Roux.

Richerand(1)M. Maunoir de Genève(2)préconisèrent cette méthode, tandis que d'un autre côté Pelletan (3) Boyer (4) M. Larrey se déclarèrent contre elle, et si MM. les Professeurs Dupuytren et Roux ne la rejettent pas absolument, du moins ne l'employent-ils que dans des cas particuliers.

A quoi donc peut tenir une semblable divergence d'opinions? Trouverons-nous la solution de cette question dans la différence des résultats obtenus?

D'un côté, M. Avery (5) qui vient de faire paraître récemment une thèse remarquable en faveur de la réunion immédiate, a fait connaître le résultat d'une somme de 553 cas d'amputations pratiquées par Alanson, Freere et Kennedy de Birmingham, Lucas, Percy, Laurence, Ch. Maunoir, Dubois, Hammick et sur laquelle n'y a eu que 18 morts, à peu près 1/20, chiffre analogue à celui qu'avait obtenu B. Bell.

D'un autre côté, M. Roux partisan de la réunion immédiate après l'amputation de la cuisse et qui paraît ne l'avoir exécutée que dans ces cas (6), a perdu 3 malades sur 9, c'est-à-dire à peu près 1/3. M. Du-

---

(1) Nosog. chirurg.
(2) Mémoires sur les amput.
(3) Clinique chirur.
(4) Traité des maladies chirurg. T, II, p. 164.
(5) De la réunion immédiate après toutes les amputations de membres. *Paris*, 1834, p. 49.
(6) Roux. Mémoires et observations sur la réunion immédiate des plaies. Paris, 1814.

puytren sur 29 amputés dont la plaie a été réunie par première intention, en a vu succomber 9, c'est-à-dire environ 1/3. M. Hippolyte Larrey dans la relation qu'il a donnée du siège d'Anvers où l'on a employé la même méthode après des amputations diverses pratiquées sur 57 individus, indique 49 guéris et 8 morts ; à peu près 1/6. C'est-à-dire que sur une masse de 95 amputations réunies par première intention, nous trouvons 20 morts, ou un plus d'un cinquième. Il y a loin de là, à la proportion obtenue par les praticiens dont nous avons mentionné d'abord les succès.

Remarquons, toutefois, que cette proportion est loin d'être la même pour tous, puisque sur ces 353 cas :

Alanson, sur 36 n'en a pas perdu	o	oo
Kennedy, sur 11 n'en a pas perdu	o	oo
Freere, sur 27 en a perdu	1	1/27
Lucas, sur 70	5	1/14
Percy, sur 92	6	1/15
Laurence, sur 10	1	1/10
Maunoir, sur 30	1	1/30
Dubois, sur 28	3	1/9
Hammick, sur 49	2	1/24

Il suffit de jeter un coup d'œil sur ce tableau pour voir combien les résultats individuels obtenus par les partisans de la réunion immédiate sont différents, et combien il serait peu conforme à une saine logique de s'en rapporter à de pareils chiffres pour juger décidément la question. Il est évident, par exemple, que si l'on regardait comme suffisants les termes de la comparaison, et que l'on formât son opinion sur la pratique d'Alanson et de Kennedy, on concluerait que jamais on ne perd de malades à la suite des amputations, quand on réunit immédiatement la plaie ; tandis que si on se base sur les résultats obtenus par M. Dubois, on prononcera qu'il en périt un sur neuf.

Que si l'on se borne au rapport de M. H. Larrey on aura pour le succès,   1/6
la pratique de M. Dupuytren, fournira   1/3
celle de M. Roux,   1/3

Sans doute, il y a une grande différence entre un tiers et un sixième, entre un sixième et un neuvième mais elle est moins grande qu'entre la proportion qui donne un mort sur 9 et celle qui n'en donne aucun sur 36 : si donc M. Avery a admis les résultats de M. Paul Dubois dans ses calculs, il faut qu'il accepte ceux de MM. Larrey, Roux et Dupuytren, et l'on aura pour résultat de l'emploi de la méthode par réunion immédiate, le chiffre définitif de 38 morts sur 448 opérés, c'est-à-dire une proportion de plus d'un sur douze.

Mais qui ne voit qu'il est impossible de rassembler des éléments aussi disparates sans tout confondre. Qui ne voit qu'en rapprochant la pratique des chirurgiens militaires, de celle des chirurgiens de nos hôpitaux civils , on ne tient aucun compte des conditions d'âge, de constitution, d'état moral , non plus que des circonstances hygiéniques , si importantes au succès des opérations. Qui ne sait que les soldats sont, toutes choses égales d'ailleurs , plus sains , plus robustes , plus confiants, et que si la victoire est dans leurs rangs, ils présentent un état moral infiniment meilleur que les malheureux qui viennent dans nôs hôpitaux et qui, pour la plupart exténués par le travail et la misère perdent souvent avec leurs membres les moyens d'existence pour leur famille et pour eux. Qui ne voit aussi que les militaires blessés sont dans des conditions hygiéniques moins défavorables , lors même qu'ils sont exposés aux intempéries des saisons , ou qu'on les place dans des granges ou de vastes locaux trasformés en hôpitaux provisoires : ils respirent un air plus pur que dans les établissements infectés depuis long-temps par des émanations animales ; ils ne peuvent d'ailleurs faire aucun écart de régime , et ces avantages font ordinairement plus que compenser le désagrément de leur position.

Combien ne se mettent pas en route immédiatement après avoir subi les opérations les plus graves et qui sont guéris avant d'arriver à leur destination? Enfin qui ne voit qu'on ne peut pas même comparer d'une manière exacte les résultats obtenus dans les différents hôpitaux par les deux méthodes, à cause de la différence de salubrité qui peut exister entre eux. D'ailleurs les amputations ont-elles toutes porté sur le même membre, et la différence des membres, des procédés opératoires, du lieu où l'opération a été pratiquée, savoir dans la continuité, ou dans les articles, ne doit-elle pas influer sur les résultats; or dans la plupart des cas ces données nous manquent.

Les malades sauvés ont-ils tous été guéris sans accidents? la réunion s'est-elle faite par première intention chez les uns et par seconde chez les autres? Quels accidents ont traversé la cure? Quels accidents ont amené la mort des sujets? La plupart de ces questions restent sans réponse dans les relevés partiels dont nous avons parlé, et cependant ce sont les éléments d'après lesquels il faudrait juger la question générale. Il n'y a en somme que deux manières d'arriver à un résultat qui devra entraîner conviction.

La première serait d'opérer comparativement un grand nombre de sujets pris dans des circonstances d'âge, de tempérament, de maladies, etc., aussi exactement analogues que possible, et dans un même hôpital, et dans le même temps.

La seconde est de ne prononcer que d'après un très grand nombre de faits; car plus la masse est considérable, plus les nuances tendent à se fondre en une moyenne plus exacte. On sent que le premier procédé est impossible; quand au second, il pourra donner un résultat un jour si on continue de relater avec détail les faits qui seront observés ultérieurement; aujourd'hui il est impossible de prononcer

d'après les chiffres; la somme des résultats que l'on
a publiés, ou au moins qu'il m'a été possible de rassembler dans le court espace de temps qui m'est
accordé pour terminer ce travail, est trop petite pour
qu'on puisse asseoir un jugement définitif. Nous ne
pouvons donc nous en tenir qu'à des généralités,
déduites plus encore du raisonnement que de l'expérience directe, pour avoir la solution de la question importante qui nous est proposée.

Nous allons, en conséquence, examiner succes-
sivement les avantages attribués à la réunion immédiate des plaies résultant des amputations, par les
fauteurs de cette méthode, en les comparant à celle
qui consiste à faire suppurer ces plaies, et les inconvénients qui lui ont été, ou qui peuvent lui être
reprochés.

Les avantages sont les suivants :

1º La douleur est moins vive, parce que, suivant
l'expression de John Bell, en y appliquant des parties
vivantes, on recouvre la plaie du topique le plus
doux, ou, si l'on veut, le moins irritant possible;
parce que l'on met en contact des parties d'une température semblable, et qu'on éloigne tout corps
étranger du sein des organes vivants. Les pansements
consécutifs sont moins douloureux, parce que les
pièces d'appareil et les attouchemens des chirurgiens
ne portent que sur la peau, ou sur une plaie linéaire.

2º La suppuration est moindre parce que la surface de la solution de continuité est diminuée d'é-

G

tendue ; et moins exposée aux causes d'irritation.

3° On évite plus sûrement la conicité du moi-gnon ; parce que lorsqu'on veut employer la réunion immédiate on s'attache avec un soin plus spécial à conserver assez de chairs pour recouvrir les os et assez de peau pour recouvrir le tout ; parce que les chairs ne sont pas, comme dans l'autre mode de pansement, incessamment irritées par les pièces d'appareil, et sollicitées à se rétracter et à abandonner l'os.

4° Par une conséquence nécessaire de l'avantage précédent, la dénudation et la nécrose de l'extrémité de l'os doivent être moins communes.

5° La cicatrice est linéaire, plus solide, moins disposée à céder aux chocs extérieurs, ainsi qu'au poids du corps, avantage inappréciable sur-tout après les amputations des membres inférieurs.

5° Le temps employé à la guérison est de beaucoup abrégé ; chez quelques malades la cicatrice est opérée en huit jours, moins le trajet des fils ; M. Richerand a vu une femme qui marchait au bout de ce temps, bien que les ligatures ne fussent point encore tombées.

7° Enfin dans les lieux où règne la pourriture d'hôpital, on peut, suivant Delpech, mettre plus sûrement les amputés à l'abri de cette redoutable affection.

Tous ces avantages sont incontestables et incontestés : et comme ils rentrent dans ce que nous avons déjà dit à l'occasion de la réunion immédiate appliquée à la curation des plaies accidentelles ; nous n'y insisterons pas davantage.

On a reproché à cette méthode de déterminer les accidents suivants :

L'*Hémorrhagie* : Pelletan sur-tout a insisté sur cet inconvénient qu'il regarde comme plus fréquent à la suite de l'emploi de la réunion immédiate qu'après l'autre méthode de pansement. Selon lui, le sang ne pouvant s'échapper au-dehors, s'infiltre dans l'épaisseur du moignon, en suivant les interstices celluleux des muscles et devient ainsi la source d'une vive irritation, de douleurs intolérables, et d'autres accidents de la plus haute gravité, tels que des abcès gangréneux par lesquels les muscles sont disséqués, les os isolés, etc., et qui entraînent le plus souvent la mort du malade. Mais en lisant attentivement les observations données par Pelletan, il est facile de reconnaître que les hémorrhagies dont il s'est plaint tenaient plutôt à la manière dont le pansement a été fait qu'à la réunion immédiate de la plaie. On sait en effet qu'à la suite des grandes opérations ou des blessures, il arrive souvent que les vaisseaux d'un petit calibre, frappés par le contact de l'air, ou irrités par l'instrument vulnérant, se resserrent sur eux-mêmes dans les premiers instants, cessent de fournir du sang, pour se rouvrir de nouveau quand le spasme a cessé, que la chaleur est revenue et que la circulation a reprisergie.

Ces faits bien connus de tous les praticiens, leur ont donné l'explication des hémorrhagies qui surviennent si fréquemment quelque temps après la ligature de tous les vaisseaux apparens, et l'application de l'appareil. Ce genre d'accident, fort alarmant pour les malades, est d'autant plus dangereux dans le cas qui nous occupe, que le sang n'apparaît à l'extérieur qu'après avoir forcé les barrières formées par le rapprochement exact des lèvres de la plaie retenues en place par les emplâtres agglutinatifs; c'est pour le prévenir que M. Dupuytren a depuis long-temps pris l'habitude d'attendre, après avoir arrêté le sang par la ligature de tous les orifices vasculaires apparents, qu'une heure se soit écoulée avant de se déterminer à procéder au pansement : pendant ce temps la chaleur revient, le spasme cesse et la circulation se rétablissant, l'écoulement du sang met en évidence les vaisseaux qui étaient restés cachés, et leur ligature, qu'il est facile de faire, met à coup sûr le blessé à l'abri de toute hémorrhagie de ce genre.

Les Anglais sont tellement persuadés de la nécessité de lier jusqu'aux plus petits vaisseaux capables de fournir du sang pour assurer la réussite de la réunion, que pour les rendre apparents, ils cherchent quelquefois, au rapport de M. Avery, à exciter la circulation et la chaleur locale en faisant prendre au malade un peu de vin chaud, en couvrant et en enveloppant le moignon d'un peu de flanelle imbibée d'eau tiède souvent renouvelée. Ce procédé est sans doute très efficace : mais il a l'inconvénient de déterminer un mouvement de réaction qui peut n'être pas sans danger pour le blessé, et qui pourrait d'ailleurs faire dépasser à l'inflammation le degré nécessaire à l'établissement de l'adhésion. Le procédé suivi à l'Hôtel-Dieu n'a pas ces inconvénients, et il offre toute l'efficacité désirable; car c'est un fait connu, que depuis plusieurs années il n'y a pas eu dans cet hôpital, à la suite des grandes opérations, je ne dirai pas une hémorrhagie, mais même un suintement assez considérable pour exiger la levée de l'appareil. Ajoutons que depuis le moment où Pelletan écrivait, le procédé de la ligature des vaisseaux s'est perfectionné, et que maintenant les hémorrhagies dépendant de la section prématurée du vaisseau ou du relâchement de la ligature, sont devenues extrêmement rares.

Enfin, en supposant que l'accident dont nous parlons se produisît, il suffira d'observer la règle importante établie dans les généralités, de ne réunir que les parties supérieures de la plaie et de laisser béant son angle inférieur pour éviter le danger de l'infiltration du sang dans l'épaisseur du membre; car alors ce liquide trouvant à la partie déclive une issue facile, il viendra se répandre dans l'appareil et appeler ainsi l'attention et les secours du chirurgien.

Pelletan pense aussi que l'application de surfaces traumatiques à elles-mêmes est plus propre à favoriser l'écoulement du sang qu'à l'arrêter, comme le ferait le contact de la charpie; mais si l'on fait attention qu'il est de rigueur de ne panser le malade que lorsque tous les vaisseaux ont été liés, et que le suintement a cessé depuis assez long-temps pour que l'on doive croire qu'il ne se renouvellera plus, on sera convaincu que ce reproche n'est pas plus fondé que les autres.

Parlerons-nous des hémorrhagies qui surviennent à l'époque de la chute des ligatures ou peu de temps avant ou après. Les adversaires de la réunion immédiate ont objecté qu'alors la réunion étant très avancée, il ne serait plus possible d'agir sur l'extrémité du vaisseau pour arrêter l'écoulement de sang. Mais qui ne voit que, dans tous les cas, que la réunion immédiate ait été tentée ou non, l'inflammation du tube artériel en ayant rendu l'extrémité friable, ce ne serait pas sur elle qu'il faudrait porter la ligature, mais bien sur le tronc même de l'artère au-dessus de la plaie. Ce n'est donc pas dans l'impossibilité de lier les vaisseaux, mais dans l'infiltration du sang dans le moignon, qu'ils auraient dû choisir un argument contre la méthode qu'ils attaquaient ; car en effet cette infiltration est inévitable si le canal qui conduisait le sang au dehors ne lui offre pas une issue suffisamment libre.

Il est encore une autre sorte d'écoulement du sang qui se manifeste spécialement à la suite de l'amputation de la cuisse, lorsque l'on veut tenter

la réunion par première intention, et qui résulte de
l'obstacle que la compression exercée par le bandage
circulaire dont on entoure le membre apporte à la
circulation veineuse.

Cette hémorrhagie a cela de particulier qu'elle
survient à l'époque du gonflement inflammatoire,
qu'elle cesse dès qu'on enlève le bandage, et re-
commence aussitôt qu'on le réapplique. Elle donne
lieu à des douleurs très vives etprovo que quelquefois
a rupture de la cicatrice commençante, ainsi
qu'une infiltration de sang dans le moignon : c'est un
inconvénient du moyen qu'on est obligé d'employer
pour assurer la réunion dans ce cas. Cependant on peut
presque toujours le prévenir en soignant l'application du bandage afin de ne lui donner que le degré
de constriction convenable, et en surveillant ses
effets.

Les *fusées purulentes* dépendent en grande partie de l'infiltration du sang dans l'épaisseur du moignon, et sont évitées par les mêmes moyens. Elles
sont quelquefois encore l'effet de l'irritation vive de
la surface du moignon. Pelletan croit que celles qui
dépendent de cette dernière cause sont un peu plus
fréquentes à la suite de la réunion immédiate qu'à
la suite du pansement à plat, et il s'appuie sur ce que
la multiplicité des ligatures doit exciter fortement
la surface de la plaie ; mais l'expérience prouve que
son opinion est exagérée et que le nombre même

considérable des ligatures entraîne moins d'irritation que le tamponnement.

Enfin les fusées purulentes sont quelquefois
l'effet d'un travail inflammatoire particulier qui
détruit le tissu cellulaire interstitiel et provoque la
formation de clapiers par lesquels les muscles sont
séparés, et les os quelquefois dépouillés de leur
périoste : mais cet accident très grave n'appartient pas plus à la réunion immédiate qu'au mode
de pansement opposé. Et d'ailleurs si l'on s'aperce-
vait qu'une inflammation intense se développât dans
le moignon, la réunion immédiate devenant dès lors
impossible, on devrait y renoncer, enlever aussitôt
les bandelettes agglutinatives, couvrir le moignon
de cataplasmes émollients et traiter la plaie comme
celles qui suppurent.

Suppression brusque d'une suppuration ancienne.
—Un reproche diamétralement contraire au précédent et qui ne peut être fait que quand la réunion a
obtenu un succès complet, c'est la cessation brusque
d'une suppuration plus ou moins abondante et qui
dure depuis long-temps.

Il est évident d'abord que les amputations pratiquée pour des blessures graves récentes, ou pour
remédier à des maladies chroniques des membres
qui n'ont pas suppuré, ne peuvent encourir ce
reproche ; mais les cas où l'on fait l'ablation du

membre pour des maladies qui fournissent depuis long-temps une abóndante suppuration ne sont pas rares. Cette question mérite par conséquent d'être examinée avec soin.

M. Dupuytren sur-tout a fait remarquer qu'il ne devait pas être sans danger de supprimer tout-à-coup un écoulement abondant devenu en quelque sorte habituel. Mais ici il y a une distinction de la plus haute importance à établir. Quelquefois en effet, le développement d'une affection chronique, d'une suppuration dans quelques parties du corps est pour le malade le signal d'une amélioration dans sa santé.

D'autres fois au contraire, cette affection épuise le sujet et donne lieu à la maigreur, au marasme, et à tout le cortége effrayant des accidens colliqua-tifs.

Dans le premier cas, il est évident qu'il y aurait du danger à opérer, à moins que la suppuration ne fût assez peu abondante pour pouvoir être facilement suppléée par un exutoire qu'il faudrait appliquer avant l'opération.

Dans l'autre cas au contraire, il faudrait se hâter d'opérer pour prévenir la perte des malades ; l'embonpoint qu'ils ne tardent pas à reprendre quand l'opération réussit, fournit bientôt la preuve que l'on a agi conformément aux règles d'une saine pratique.

A la vérité, la formation des dépôts purulents si

remarquables qui se font dans la poitrine et ailleurs à la suite des grandes opérations, s'observe plus souvent après les amputations faites pour retrancher des parties en suppuration, qu'à la suite des autres. Ces dépôts si bien décrits déjà par J. L. Petit qui les regarde comme étant le résultat du reflux du pus, ont servi sans doute à étayer l'opinion des praticiens qui pensent que la suppresion de la suppuration peut être suivie d'un travail intérieur destiné à remplacer cette sécrétion maladive, devenue nécessaire à l'économie par le fait même de son ancienneté, et qui, partant de cette supposition ont donné le précepte, dans ces cas, de faire suppurer la plaie d'amputation au lieu de chercher à la réunir par première intention.

Mais ne s'est-on pas mépris sur la cause de ce phénomène, et ne doit-on pas plutôt regarder ces accidents comme le résultat et le passage à l'état aigu d'une irritation sourde des veines des membres, liée à l'affection primitive, ou comme la manifestation énergique d'une infection purulente commencée depuis long-temps, et qui a fait explosion à l'occasion du trouble apporté par l'opération dans l'organisme? Ne pourrait-il pas se faire qu'il n'y eût, entre les symptômes qui caractérisent ce qu'on a appelé dernièrement la phlébite ou la résorption purulente, et ceux qui appartiennent à la fièvre hectique, d'autre différence que celle qui sépare l'état chronique de l'état aigu d'une même affection. Les horripilations irrégulières, les redoublements fébriles, et les sueurs si abondantes qui les suivent, ces grands dépôts purulents qui se forment sourdement dans le parenchyme des organes, ou dans la cavité des membranes séreuses, et notamment dans celle des plèvres, ne correspondent-ils pas, au degré près, aux frissons prolongés, irréguliers, suivis de chaleur, de sueurs, de prostration, et à ces dépôts ou à cette production brusque de matière purulente dans le parenchyme des organes ou des cavités séreuses ou synoviales? nous ne serions pas éloignés de le penser. Et en admettant cette manière de voir la question se réduirait à déterminer si la réunion immédiate favorise plutôt le développement de la phlébite que la méthode qui consiste à faire suppurer la plaie. C'est ce que nous allons examiner dans le paragraphe suivant.

Phlébite. Nous voici arrivé au point le plus important de notre travail; car c'est de la manière dont nous serons conduit à résoudre la question de la phlébite, que dépendra l'opinion que nous nous formerons en définitive sur la valeur de la réunion immédiate.

Lorsqu'on pratique dans nos hôpitaux l'amputation de membres volumineux, certaines conditions de la maladie qui a nécessité l'opération exercent une grande influence sur ses résultats. Ainsi les malades succombent : 1° *Quelquefois* à la suite des amputations faites pour enlever certaines affections chroniques non suppurantes ; 2° *Un peu plus sou-*

vent à la suite des amputations pratiquées immédiatement après une blessure grave, c'est-à-dire, avant
l'apparition des premiers symptômes inflammatoires.
3o *Plus fréquemment* lorsqu'elle enlève un membre
affecté d'une altération chronique, fournissant depuis long-temps une suppuration abondante. 4o *Très
fréquemment*, ou même *presque toujours*, quand
l'opération est pratiquée dans le cas de blessure
grave, après le développement des accidents primitifs d'inflammation et de suppuration, pendant la
période aiguë de la maladie.

La cause qui les fait périr est ordinairement la
phlébite.

Ce terrible accident se montre, il faut le dire, à
la suite de l'emploi de toutes les méthodes de pansement. Cependant on a dû rechercher si quelqu'une
ne le favorisait pas plus que d'autres, et bientôt
plusieurs chirurgiens ont été conduits à l'opinion,
que la méthode qui consiste à réunir immédiatement
les plaies offre, par les conditions où elle place
celles-ci, plus de chances encore à l'invasion de la
phlébite que celle qui consiste à les laisser béantes.

En effet, deux circonstances générales paraissent
plus particulièrement prédisposer à la phlébite et à la
résorption purulente : la suppuration de la plaie et le
croupissement du pus. Or, il a déjà été dit que la diversité des tissus concourant à former une plaie d'amputation, dans laquelle on trouve les téguments, les tissus
cellulaire et fibreux, des muscles, des vaisseaux, des os

contenant des veines toujours béantes, la rend peu propre à devenir le siége d'une réunion par première intention. Cette difficulté est encore augmentée par la présence des ligatures qui rampent entre le fond de la plaie et les téguments, et qui, multipliée en raison de l'importance que l'on attache à suspendre complétement l'écoulement du sang, s'opposent à ce que la peau puisse être exactement appliquée sur les parties profondes.

Il est donc inévitable que la plaie suppure, au moins en partie.

De plus, il est à peu près impossible que le pus n'y séjourne pas. En effet, de toutes les parties qui composent le moignon, le tissu de la peau qui est le plus vasculaire, le mieux disposé pour une prompte réunion, se trouve opposé à lui-même, de sorte que bientôt l'entrée de la plaie est réunie sans adhérer au fond. La précaution d'en laisser le bas entr'ouvert est illusoire, parce que la réunion commençant à la partie supérieure, tend à se propager inférieurement ; d'où il résulte que bientôt le faisceau formé par les fils se trouve resserré, et tend encore à boucher la plaie. Le pus y séjourne donc lors même qu'il est en petite quantité ; il s'altère par le contact de l'air, devient irritant ; et dans cet état, il est d'autant plus facilement absorbé, que, dans les foyers profonds, la membrane pyogénique est moins épaisse, moins couverte de granulations, moins parfaite en un mot, et que des os, organes

parcourus par des veines toujours béantes, occupent
le centre du foyer.

Il résulte de cet exposé, que la réunion immédiate des plaies après les amputations, bien qu'ayant
incontestablement les avantages de ménager les douleurs du malade, de le moins fatiguer par la longueur et l'abondance de la suppuration, d'éviter
plus sûrement la conicité du moignon, de conduire
à une cicatrice peu étendue et solide, d'exiger
peu de temps pour la guérison, a cependant le désavantage très grave, je ne dis pas de causer inévi-
tablement la phlébite, mais au moins de mettre le
malade dans les conditions favorables à son développement.

C'est pour remédier à cet inconvenient, sans renoncer tout-à-fait aux avantages de la réunion immédiate, que beaucoup de chirurgiens français ont
adopté une méthode mixte, qui consiste à placer
entre les lèvres de la plaie un rouleau de charpie
qui occupe toute sa longueur, et par-dessus lequel
on cherche à effectuer le rapprochement au moyen
de bandelettes agglutinatives. Au bout de quelques
jours, on supprime le rouleau, et on laisse les lèvres se rapprocher du fond. A l'aide de ce mode de
pansement, on obtient une partie des avantages
de la réunion immédiate; car après quelques jours,
les parties excentriques se sont réunies au fond pour
ne plus s'en séparer, et la solution de continuité est
réduite à une sorte de goutière ouverte à l'extérieur;

dont la disposition ne permet l'accumulation d'aucun liquide, tandis que la membrane pyogénique qui la tapisse offre des granulations d'une épaisseur suffisante pour s'opposer efficacement à la résorption.

Dans l'état actuel de la science, cette méthode me paraît être la plus rationnelle C'était celle de Boyer, c'est celle qu'a toujours pratiquée M. Larrey, qu'emploient aujourd'hui de préférence M. Dupuytren, et , je crois, M. Roux, dans quelques circonstances.

Sans doute elle n'est pas appelée à procurer les succès brillants que l'on a obtenus quelquefois par la méthode de la réunion; mais ces guérisons rapides sont assez rares. Dans la plupart des cas, les malades ainsi traités ne sont pas guéris avant trois semaines ou un mois. La méthode mixte n'exige en général pas plus de temps. Eût-elle cet inconvénient on doit encore la préférer, s'il est prouvé qu'avec elle on éloigne les chances d'une phlébite. Mais doit-on proscrire sans exception la réunion immédiate de la curation de toutes les plaies qui résultent d'une amputation ?

Nous ne contesterons pas que parmi celles-ci, toutes ne présentent pas, au même degré, les conditions fâcheuses que nous avons indiquées.

Qu'ainsi, les plaies où se rencontrent deux os , celle qui résulte de l'amputation de la jambe en particulier, sont, sans aucun doute, moins favorablement disposées que celles où on n'en rencontre qu'un seul.

Mais en pareil cas le danger est si grand, même
là où il l'est le moins, que si la méthode mixte est
bonne, il est rationnel de l'appliquer dans tous les
cas dont il s'agit.

Réunion immédiate à la suite des amputations à lambeaux.

Jusqu'ici nous nous sommes borné à étudier la
question de la réunion immédiate à la suite des amputations circulaires. Nous avons peu de choses à ajouter
de particulier pour les amputations à lambeaux. D'a-
bord parce que, en général, les idées d'O'Halloran
n'ayant pas cours, on ne choisit guère ce mode opéra-
toire que pour faciliter la réunion, et que, par conséquent le choix et la question sont décidés quand on
opère. Ensuite, parce que, bien que l'existence des
lambeaux soit en général favorable à la coaptation,
et rende plus facile l'adhésion par première intention, celle-ci manque quelquefois, et qu'alors le
procédé a tous les inconvénients que nous avons
déjà signalés.

Excellente quand elle réussit, la réunion immédiate met toujours les malades dans une condition
pire que si on ne l'eût pas tentée, quand elle échoue.

Réunion après les désarticulations.

Nous avons aussi peu de choses à dire des désarticulations, sinon que, toutes choses égales d'ail-

leurs, elles réussissent mieux que les amputations dans la continuité, quel que soit le mode de pansement adopté ; que la phlébite est moins commune à la suite de ce genre d'opérations , circonstances remarquables, dont la première tient sans doute à la forme que l'on donne à la section des chairs qui permet leur plus exacte coaptation , et à l'absence ordinaire de saillies osseuses; et dont la seconde tient peut-être à ce que le fond de la plaie est occupé par un cartilage diarthrodial qui ne présente pas, comme les os tronqués, des veines béantes toujours prêtes à absorber.

Réunion immédiate à la suite des résections.

La réunion immédiate est, en général, peu applicable après les résections des extrémités articulaires des os, parce que, pour des raisons qu'il est facile de sentir, la suppuration est à peu près inévitable.

On réunit partiellement, de manière à conserver au pus un écoulement facile.

La résorption est très à craindre.

Les résections pratiquées sur la continuité des os mettent en général ceux-ci dans les mêmes conditions qu'une fracture avec plaie, et offrent les mêmes indications par rapport à la réunion.

FIN.

H

TABLE DES MATIÈRES.

FIN DE LA TABLE.

www.ingramcontent.com/pod-product-compliance
Ingram Content Group UK Ltd.
Pitfield, Milton Keynes, MK11 3LW, UK
UKHW022312070726
13614UKWH00002B/691